肥胖内分泌疾病
针灸治疗临床医案

主　编◎谢长才　易　玮　陈　裕

副主编◎陈嘉欣　王翰林　吕明芳　翟　亮　付利然

编　委（以姓氏笔画为序）

王　琳　王　聪　王翰林　付利然　吕明芳

李　萍　杨庆声　张小雪　陈　裕　陈嘉欣

邵庆华　林洁玲　易　玮　赵舜滢　骆　悠

高增辉　黄　晴　梁颖诗　焦　慧　谢长才

翟　亮

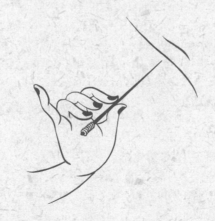

人民卫生出版社
·北京·

图书在版编目（CIP）数据

肥胖内分泌疾病针灸治疗临床医案 / 谢长才，易玮，陈裕主编. —北京：人民卫生出版社，2022.12

ISBN 978-7-117-33490-7

Ⅰ. ①肥… Ⅱ. ①谢… ②易… ③陈… Ⅲ. ①肥胖病 – 内分泌病 – 针灸疗法 – 医案 Ⅳ. ①R246.1

中国版本图书馆 CIP 数据核字（2022）第 156304 号

人卫智网	www.ipmph.com	医学教育、学术、考试、健康， 购书智慧智能综合服务平台
人卫官网	www.pmph.com	人卫官方资讯发布平台

肥胖内分泌疾病针灸治疗临床医案
Feipang Neifenmi Jibing Zhenjiu Zhiliao Linchuang Yi'an

主　　编：谢长才　易　玮　陈　裕
出版发行：人民卫生出版社（中继线 010-59780011）
地　　址：北京市朝阳区潘家园南里 19 号
邮　　编：100021
E - mail：pmph @ pmph.com
购书热线：010-59787592　010-59787584　010-65264830
印　　刷：廊坊一二〇六印刷厂
经　　销：新华书店
开　　本：710×1000　1/16　印张：15
字　　数：237 千字
版　　次：2022 年 12 月第 1 版
印　　次：2023 年 1 月第 1 次印刷
标准书号：ISBN 978-7-117-33490-7
定　　价：55.00 元

打击盗版举报电话：010-59787491　E-mail：WQ @ pmph.com
质量问题联系电话：010-59787234　E-mail：zhiliang @ pmph.com
数字融合服务电话：4001118166　E-mail：zengzhi @ pmph.com

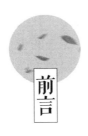

前言

　　《肥胖内分泌疾病针灸治疗临床医案》是在《肥胖内分泌疾病针灸治疗》一书基础上进行的临床总结，全书分上篇和下篇进行阐述。上篇首先从基础理论和临床思考角度出发，启发性阐述了肥胖与体重管理的关系、发展过程、目标与方向，并重点对中医体重管理作详细介绍；其次对肥胖并发月经失调问题提出独特的解决方案，即从卵泡发育的角度，结合中医的阴阳变化——"生""长""化""收""藏"的变化来解释西医学的卵泡发育过程，同时根据这一思路提出针灸"三期五治法"的临床针刺解决方案，为临床治疗提供更多的方法和选择；第三是对调泌针法的释义，从内环境稳态与中医"阴平阳秘"的角度再次解释。下篇主要讲述各种疾病的治疗过程，从中整理总结临床经验与治疗方法，同时相应地插入内分泌学、妇科学等基础知识，以便临床医生、技师、护理等专业人员参考学习。

　　肥胖内分泌疾病是指由于肥胖症、肥胖相关疾病及内分泌功能失调（内分泌激素分泌异常）而造成的相关疾病。肥胖不仅影响个人形象，更关乎健康，其与2型糖尿病、高脂血症、高尿酸血症、代谢综合征等慢性疾病密切相关，愈发成为人们关注的健康焦点。因此，控制体重成为治疗这些并发症的重要前提。根据我们团队的临床工作经验及思考，我们认为目前肥胖及其相关并发症的治疗需要一个整体的、综合的管理方案，也就是中医体重管理诊疗模式，而体重管理的发展方向则是基于互联网互动反馈机制的体重管理模式。

内分泌紊乱疾病可表现为多种复杂的症状和体征，目前的治疗手段多使用外来激素为主，针灸疗法通过刺激人体经络穴位达到恢复激素平衡的目的，避免了外来激素对人体的副作用，故运用针灸疗法治疗内分泌疾病显示出较高的医疗价值和前景。调泌针法贯穿于诊疗当中，是一种解决临床疾病的方法，但不是唯一的方法，我们在本书中阐述了调泌针法的理论与内涵，期望帮助大家进一步了解调泌针法的使用意义。

在本书的编写过程中，难免会出现错误和失误，希望读者多提宝贵意见，以便我们及时修订完善。同时，由于对疾病理解的角度不同，书中可能会出现不同的观点，但只要我们的目标一致，不管走哪条路，最终都是为了治疗疾病、恢复患者健康，这是我们临床工作者的共同心愿。

谢长才

2021年10月20日于广州

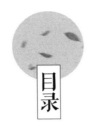

目录

上篇　医论

下篇　医案

上篇

医论

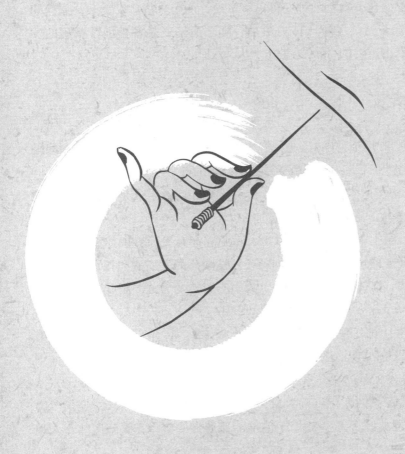

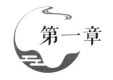# 第一章 中医体重管理的形成

从人类几十亿年的进化历史中可以发现，人类发展早期肥胖的现象并不多见，皆因物质匮乏，我们的祖先大多数都是处于"三餐不继，淡如秋风"的状态。然而近百年来，随着现代工业的崛起，社会经济不断发展，人们的生活方式发生翻天覆地的变化，食物品种变得丰富多样，加工方法愈发复杂，便捷的交通方式逐步取代步行、骑车等体力活动，随之而来就是各种慢性疾病的发生，肥胖症便是其中重要的一种疾病。

一、肥胖症的定义

1. 1948年，肥胖症被世界卫生组织（WHO）列入疾病分类名单，ICD编码为E66。WHO将肥胖症定义为：可能导致健康损害的异常或过多的脂肪堆积。

2. 2011年，中华医学会内分泌学分会对于肥胖症的定义是：体内脂肪堆积过多和/或分布异常，通常伴有体重增加。

3. 2014年，美国内分泌协会（ACE）将肥胖症定义为：以体内脂肪组织增加为特征的病理生理过程，且会增加一些慢性疾病的发病率和死亡率；并提出肥胖症诊断应从"以体质指数（BMI）为中心"转变为"以肥胖相关并发症为中心"。

4. 2016年，美国临床内分泌医师学会（AACE）联合ACE共同发布了最新的肥胖症指南，将肥胖症定义为"脂肪组织过多引起的慢性疾病"，并详细列出了16种肥胖并发症。

从以上肥胖症定义的变化可以看出，肥胖症成为一种"疾病"，也是"历尽坎坷"。肥胖症可被诊断为"疾病"，意味着肥胖症的治疗需要临床的介入和

干预，那么，应该如何治疗肥胖症？

在回答这个问题之前，我们先来看看肥胖症的历史发展，这将帮助我们更好地认识肥胖症以及开展肥胖症的治疗。

二、肥胖症的历史发展

1. 从历史发展过程当中可以寻找到许多人们与肥胖症斗争的方法。首先是1825年法国特萨瓦伦提出的低碳水化合物减肥饮食法，其初衷不是为了解决健康问题，而是专为一本女性时装杂志中的瘦削模特所设计的方案，这应该是最早提出低碳水概念的减肥饮食方法。随后在1863年威廉·班廷发表了《一封写给公众的关于肥胖的信》，班廷减肥法随之问世，这也是低碳水减肥的原型。目前大量临床试验表明，低碳水饮食在中短期（3个月到2年）能够带来显著的减重效果，比低脂饮食的减重效果更好。这种方法可以在消耗多余糖原的同时带走部分水分，减少胰岛素分泌从而抑制脂肪生成，从机制上来讲，主要通过调控饥饿素、瘦素等与饥饿相关激素来控制食欲，通过激活腺苷酸激活蛋白激酶〔adenosine 5'-monophosphate（AMP）-activated protein kinase，AMPK〕通路来燃脂等，达到减重的效果。

2. 1948年，伊斯特·曼兹为一位重94.3kg的主妇建立了理智减肥小组。这是世界上第一个号召团队减肥的小组，也是我们现在所推荐的团队式减重模式；小组中涉及的培养自我认知概念，也与当代肥胖指南推荐的行为认知干预疗法不谋而合。美食当前，人们的食欲难以阻挡，这是一个再正常不过的现象，然而人类所具有的自制力可以帮助控制食欲，避免过度摄食。自制力是指人们能够自觉地控制自己的情绪和行为的能力，既善于激励自己勇敢地去执行采取的决定，又善于抑制那些不符合既定目的的愿望、动机、行为和情绪。自制力是坚强的重要标志。如何提高个人自制力？除了自我约束、心理的坚强之外，身边人的鼓励、支持和帮助都是重要的一部分。

3. 1972年，安塞尔·基的《慢性病日记》正式以体质指数（body mass index，BMI）来衡量人体胖瘦程度，这是一个更准确的疗效评价指标，也是目前临床判断肥胖症最核心的指标。减肥过程中每个人关心的直接目标是体

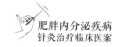
重，但是体重减到什么程度为好就需要用BMI来衡量，所以目前临床观察肥胖症的核心指标仍然将BMI放在第一位。

4．1994年，肥胖症的基因被发现。研究者1950年发现不肥胖的小鼠也能产下肥胖后代，而且证明同时携带了两个分别来自父母的突变基因。这种突变基因直到1990年才被定位到染色体的精确位置上，并最终在1994年鉴定出它的编码产物就是瘦素。瘦素在脂肪组织合成并分泌到血液中，经血液循环结合到下丘脑的"瘦素受体"，传达胃肠饱胀信号，继而减少进食。2014年《自然》杂志报道，肥胖基因FTO的一段序列可以与控制脂肪组织发育的基因相结合，促进控制脂肪组织发育的基因在大脑中的表达，使褐色脂肪变成白色脂肪。如果缺失FTO基因，那么小鼠的白色脂肪又可重新变成褐色脂肪，体重降低25%～30%。简单来说褐色脂肪就是能"燃烧"的脂肪，白色脂肪就是不能"燃烧"的脂肪。所以携带肥胖基因的人，其控制体重的难度加大。针对各种高表达的肥胖基因，致力于寻找靶向抑制剂等，开发出新型的减肥药是研究者未来需要努力的方向。

三、肥胖症治疗的核心问题是"并发症"

肥胖症的并发症多种多样，常见的有2型糖尿病、高脂血症、高血压、多囊卵巢综合征等，这些"并发症"与肥胖症一样，都属于慢性疾病范畴，这意味着其难以在短时间内被彻底治愈。相对于发病后的干预，肥胖症的治疗关键更在于"预防"。谈到疾病的"预防"，也就是中医的"治未病"，需要从预防角度来考虑问题和解决问题。此外，"管理"也是肥胖症治疗的核心之一，需要从发病前、发病阶段、发病后进行全面综合管理；从临床实际而言，也就是指从院内到院外，从阻止发病、到临床治疗、再到后期管理，都需要临床医生进行全方位介入。临床医生需综合考虑肥胖症患者的年龄、病程、病因、是否伴有并发症、治疗目标等，通过饮食（营养、膳食、功能饮食等）、运动、心理认知、药物等途径来综合管理，达到科学、合理减重的目的，这就属于我们在本书中重点探讨的中医体重管理范畴。

四、当前中医体重管理的核心是预防和解决肥胖问题

随着肥胖症的不断演变以及人类对肥胖的认识不断加深，我们发现单一的方法或手段已经无法解决肥胖问题，如单独的运动方法、单独的饮食控制或单独的针灸治疗等，这些单一的方法都存在缺陷和不足，甚至会带来副作用。肥胖症的发生发展涉及多方面的因素，那么其治疗也需要从多方面入手。目前体重管理是一个解决肥胖问题的综合管理方案，是一个复杂的系统工程，其包括饮食模式、运动模式、健康教育模式、心理行为干预模式等，2016年《中国超重/肥胖医学营养治疗专家共识》中收录了肥胖/超重者医学营养治疗的阶梯疗法（图1-1）。

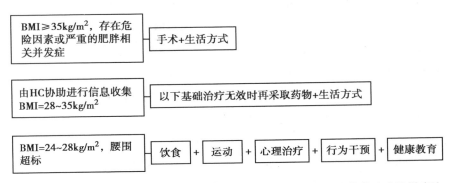

图 1-1　2016 年《中国超重／肥胖医学营养治疗专家共识》医学营养治疗阶梯疗法

图1-1中的基础治疗虽然比较完善，但是基础治疗在体重管理中为初级治疗，其疗效与患者的配合程度成正比，综合起来疗效能够达到多少是需要临床关注的。治疗上升到临床医学介入方面，其手段包括减肥药的使用和外科手术治疗两大板块。囿于减肥药无法避免的副作用，临床医生对使用减肥药始终保持谨慎态度（如奥利司他）。外科手术减肥有着明确的适应证和适用标准，在符合手术指征的情况下仍然会存在手术风险、术后康复的风险、术后体重复重等。这就促使我们寻求一种既有疗效又可以降低其他风险的方法来进行减重治疗。

中医体重管理是以中医治疗为首选、中西医并重的体重管理方法，具体是

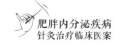
指在中西医并重的思路指导下，中医疗法全面介入的运动、饮食、行为认知干预疗法。我们以多囊卵巢综合征（polysystic ovarian syndrome，PCOS）为例来分析其治疗方法。目前，国际上先后提出三个PCOS诊断共识，即2003年欧洲生殖和胚胎医学会（European Society of Human Reproduction and Embryology，ESHRE）与美国生殖医学会（American Society for Reproductive Medicine，ASRM）提出的鹿特丹标准，2006年美国雄激素过多学会（AES）提出的AES标准和2013年美国内分泌学会（TES）颁布的PCOS的诊疗指南。我国也分别在2011年建立了《多囊卵巢综合征诊断中华人民共和国卫生行业标准》和在2018年提出《多囊卵巢综合征诊治内分泌专家共识》。纵观这些指南、共识，不难发现多囊卵巢综合征的定义、诊断、治疗在不断变化更新，我国的指南、共识也提出了符合国人自己的标准，如提出疑似PCOS、青春期PCOS的概念，中西医结合治疗的概念，针刺促排和中医中药对PCOS辅助治疗的概念等，这些都是适合我国PCOS患者诊治的内容。而上述的国内外指南、共识在治疗上均提倡：PCOS患者无论是否有生育要求，首先均应进行生活方式的调整，以减轻体重至正常范围等基础治疗为先，从而减轻月经紊乱、多毛、痤疮等症状，改善胰岛素抵抗。这些指南、共识均把基础治疗放到首位，其中减重更是处于基础治疗的核心地位。

　　肥胖型PCOS患者的基础治疗为营养、运动、心理认知干预等，这也是体重管理的核心。对于肥胖型PCOS患者而言，饮食控制及食物选择在基础治疗中显得尤为重要。在治疗的过程中需要分阶段、分轻重，根据患者情况进行个性化处理：如伴胰岛素抵抗、糖耐量异常，需要采用低碳饮食、生酮饮食等方法介入，根据胰岛素抵抗程度、肥胖程度来选择合适的饮食方式，对于胰岛素抵抗患者同时可以考虑此种饮食模式与盐酸二甲双胍的配合使用，发挥其改善胰岛素抵抗的作用，降低基础胰岛素和负荷后胰岛素水平，增加瘦素敏感性，同时可获得减重的效果；中医干预可采用针刺治疗介入，调节内分泌系统紊乱，改善胰岛素抵抗，促进卵泡发育，恢复下丘脑-垂体-卵巢轴的动态生理性平衡。总体而言，就是通过中西医结合治疗达到减重、调节代谢、促进排卵等目的。体重管理的内容和方式方法如图1-2所示。

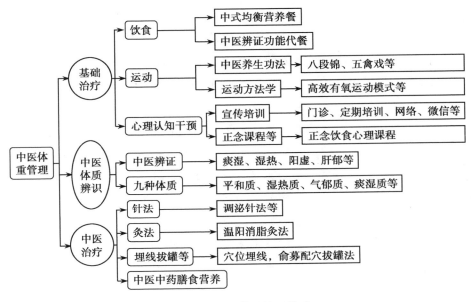

图1-2 中医体重管理模式

五、体重管理的未来趋势

体重管理是通过多种方法来维持身体健康的一种全面干预。人体成分的均衡是维持健康状态的条件。人体成分分为体脂重和去脂体重两部分，去脂体重由体液、骨骼、肌肉组成。理想健康的体重需要有强壮的骨骼、强有力的肌肉和适量的脂肪维持，同时机体应处于良好的水液平衡状态。体液、骨骼、肌肉、脂肪结合在一起构成合理的比例，这才符合健康体重的概念。

1. 体重管理是指对身体有危害的一些风险因素进行管理

体重管理的风险因素主要包括两方面：一方面是不可改变的风险因素，如遗传因素。文献提示父母中其中一方肥胖，其子女的肥胖概率可高达40%，若父母双方均为肥胖者，其子女肥胖的概率就可能达到80%左右。另一方面是可通过一些手段改变的风险因素：一是环境因素，包括营养、运动以及周围的微生物等；二是心理因素，如压力性肥胖；三是体内激素变化因素，如高雄激素状态、胰岛素抵抗等，都直接与肥胖症的发生有关；四是社会因素，包括社会

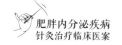
发展、环境污染、医疗、药物等。其中社会发展因素包括食物品种变化、食品添加剂的增加、食物运输的快捷、人们对财富的追求程度等。

2. 体重管理是对人们身体健康全方位管理的一部分

体重管理是指包括饮食、运动、心理干预等在内的管理模式。《中国居民膳食指南（2022）》（以下简称《指南》）明确提出吃动平衡健康体重。《指南》要求食不过量、保持能量平衡、调整饮食结构，并提出限制能量膳食、低能量膳食、轻断食模式等。因此，我们需要个性化地选择食物，根据自身的状态，包括肥胖程度、营养状态、心理状态、疾病状态、年龄状态等来调整饮食结构。具体来说，就是我们应该怎么吃？吃哪些食物？进食的量是多少？在体重变化中该如何控制食物的总量、如何选择食物的品种？《指南》同时要求各年龄段人群都应该天天运动，保持健康体重：要求每周至少要进行5天中等强度的身体活动，一周运动时间累计要达到150分钟以上；特别强调主动活动的重要性，最好每天要有6 000步的活动量，减少久坐，每个小时要起来动一动等。

3. 移动互联网时代的体重管理

当代社会与移动互联网紧密联系，体重管理也应是基于移动互联网互动反馈下的健康管理。互联网的体重管理特点就是以健康数据为基础，以健康服务为手段，以改善和解决用户健康问题为目标的干预过程。

（1）健康数据是体重管理的核心。体重管理依托于真实准确的健康数据。健康数据的收集和分析对下一步具体实施体重管理起到至关重要的作用。健康数据的获取是一个从收集到分析再到反馈的过程。健康数据的收集来源于医疗数据（实验室数据、体检中心数据）、健康测评（中医体质测评、西医心理评估）、可穿戴设备（心率腕表）、用药记录（减重药物、调节内分泌代谢药物）、治疗记录（针灸治疗、康复治疗）、食物（性味、热量）、运动（心率、耗能）等，这一切都离不开互联网的大数据管理。为了保证对所收集数据分析的准确性和真实性，需要进行横向同类数据的关联性分析和纵向同一数据的趋势分析，这种分析方式方能体现出数据的整合性；同时用户、管理者和研究者也需要真实的数据反馈。获取健康数据的理想状态就是智能化、自动化获取，通过数据的智能化与自动化收集分析体系，可以让用户或医生随时随地接收并使用。

（2）体重管理的实施统称健康管理。健康数据的收集和分析给健康管理提供了方向，可以指导我们在健康管理中如何实施慢病管理、体重管理、健康计划、医疗就诊、院外跟踪、院外指导、在线问诊、医疗咨询、线上转诊、分级诊疗等。这是健康管理方案制订-执行-改进的过程，在要求科学性、专业性的同时，也要求简单化、智能化、流程化来确保可执行性和高完成度，最大限度地减少体重管理者的工作量，提高工作效率。

（3）线上体重管理的最终目的就是达到干预值的最大化。它是从干预前到干预后再到评判的一个状态比较的过程。线上的体重管理需要有标准化的数据，可以形成一个干预前-干预中-干预后的全流程数据体系。针对个性化管理而言，需要线上数据收集、线下评估、再反馈到个体进行纠正，再从线上数据体现纠正的准确度和成功度，循环往复，线上线下不断改进，最终建立一个智能化体重管理干预模型。

（4）用户、医生和平台是互联网健康管理的三大主体。用户（产生数据）、医生（分析数据）和平台（整合数据）三者之间相互依赖，借助互联网高度融合在一起，发挥医疗资源整合作用。互联网健康管理的重点在于数据。首先是数据的检测，互联网平台通过各种形式鼓励用户上传健康数据，建立用户的健康档案，以用户的健康数据为基础为用户提供个性化的健康干预。其次是健康饮食定制，平台依据指南或者共识，根据每个人的健康情况推荐不同的饮食方案，做到个性化定制。再次是信任关系的建立，患者和医生在互联网平台共存，从线上数据的整理到线下医生与患者的交流，建立基于互联网的信任模式。

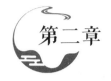

第二章　由肥胖并发月经失调到"三期五治法"核心理论成立

从临床文献研究可知，女性脂肪组织是雌激素的一个重要的性腺外来源，可以直接影响体内控制月经周期的内分泌激素的水平，因此肥胖可导致内分泌紊乱，从而导致月经紊乱；同时文献研究提示，肥胖与女性卵巢功能失调存在密切的关系，卵巢功能失调会影响卵泡的发育。有学者认为中医以针刺治疗月经失调和不孕症等，从西医讲其核心应当是解决排卵问题。解决排卵异常就可以解决月经紊乱，并可以间接地解决肥胖的问题。我们知道，卵泡发育和激素水平的动态平衡密切相关，而激素的水平调节是由下丘脑–垂体–卵巢轴（hypothalamic-pituitary-ovarian axis，HPO）的正负反馈调节所致，因此以维持女性生殖轴激素水平动态平衡为核心，调节激素恢复正常生理水平，达到促进卵泡正常发育是临床治疗的主要方向。

一、月经病的内在问题主要是性激素水平的失衡

1. 西医学认为，月经周期的调节是一个非常复杂的调控过程，其主要受HPO轴的影响。下丘脑呈脉冲式分泌促性腺激素释放激素（gonadotropin-releasing hormone，GnRH）作用于垂体前叶，促进垂体分泌卵泡刺激素（follicle-stimulating hormone，FSH）和黄体生成素（luteinizing hormone，LH），FSH和LH作用于卵巢，使卵泡周期性地经历发育与成熟、排卵、黄体的形成与退化阶段，同时周期性分泌雌激素和孕激素并作用于子宫内膜，使其周期性出现增殖、分泌和脱落的变化。当HPO轴分泌激素失衡时，首当其冲地影响着卵泡的生长发育，导致卵泡发育过快或过慢、卵泡数量增多或减少等，从而进一步影响卵泡排出、黄体形成、子宫内膜变化等，继而引发月经周期紊乱、经期长短不一、出

血量时少时多，甚则闭经、不孕等。因此，大多数月经病的关键问题在于性激素水平紊乱，卵泡的生长发育受影响，而针刺干预调节、治疗月经病亦应分阶段进行。

2. 月经失调和不孕症等的治疗，从西医讲其核心是解决排卵问题。性激素检查正常，并不代表月经周期就正常，也不意味着卵巢可以正常排卵。目前性激素检查常选择在月经来潮2～4天期间，抽血检验6个项目，包括FSH、LH、雌二醇（estradiol，E_2）、孕酮（progesterone，P）、催乳素（prolactin，PRL）、睾酮（testosterone，T）。性激素的分泌是脉冲式、有一定节律的分泌，下丘脑呈脉冲式分泌GnRH作用于垂体前叶，垂体分泌的激素进而作用于卵巢等影响激素的释放水平，行经期间性激素结果显示在正常范围，说明卵巢的基础状态即基础卵泡期激素水平无异常，但是不能说明卵巢的优势卵泡期、排卵期和黄体期都正常。如果性激素的分泌节律发生异常，就会影响到卵泡后续的发育和卵子的排出，继而也会影响月经周期，所以在临床治疗月经病的时候，应该尽可能地从卵泡发育的角度检查性激素的分泌规律。FSH和LH检查的重点在于评估卵巢基础功能，通过FSH和LH的激素水平大致可以判断卵巢早衰（POF）、卵巢储备功能不良（DOR）、PCOS、低促性腺素性闭经等情况；通过E_2的水平可大致以判断卵巢的卵泡分泌情况，以及判断生育能力，进而也可以判断卵巢是否早衰；通过P的水平可以判断卵巢是否排卵，同时也可以判断黄体功能。

二、针刺调节月经病的根本目的在于恢复机体阴阳平衡，实现双轴共调

西医学的HPO轴与中医的"肾-天癸-冲任-胞宫"轴有着非常相似的内涵。HPO轴通过轴内激素的相互协调、反馈，保证月经周期性来潮，而"肾-天癸-冲任-胞宫"轴则是通过肾气、天癸、冲任和胞宫之间的相互滋养、充盛，使"月事以时下"，两轴的功能有着异曲同工之意。西医学将生殖轴理解为中枢和外周激素通过正负反馈动态调节的一个平衡系统，中医学认为是人的先天和后天的相互结合来维持人体的正常运行，两者高度融合（图2-1）。

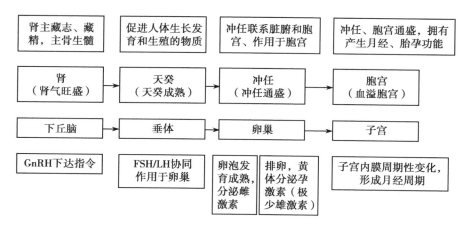

图 2-1　下丘脑－垂体－卵巢轴与"肾－天癸－冲任－胞宫"轴对应关系图

在HPO轴的调节下，性激素之间相互协调、平衡，形成了一个相对稳定的神经内分泌网络，正如人体处于阴阳相对平衡和协调的状态。当性激素失衡时，阴阳稳态被破坏，则出现阴阳失调，导致月经的紊乱。《周易·系辞上》云："一阴一阳之谓道，继之者善也，成之者性也。"《素问·至真要大论》亦云："谨察阴阳所在而调之，以平为期。"针刺干预调节月经病的根本目的就在于调理阴阳，使其恢复平衡，达到"阴平阳秘"，从西医学角度讲就是恢复性激素水平的相对稳定状态，从而实现中西双轴共调。

三、运用阴阳学说，以卵泡生长发育为针刺切入点，重新认识月经周期

"阴阳者，天地之道也，万物之纲纪，变化之父母，生杀之本始，神明之府也。"（《素问·阴阳应象大论》）阴阳学说为古人认识宇宙本原和阐释宇宙变化的一种世界观和方法论，自《黄帝内经》运用阴阳学说来阐释医学中的诸多问题以及人与自然界的关系以来，阴阳学说便成为了中医学的特有思维方法，并贯穿中医学理论体系的各个方面。月经为女性特有的生理现象，月经周期为女性特有的生理周期，同样可以用阴阳学说来阐释。

1. 各家学说对月经周期阴阳变化的阐述

西医学从内膜角度和卵泡发育角度划分月经周期。而中医学对于月经周期阴阳消长规律的认识，不同的医家根据各自的临床实践体会和对阴阳的理解有着不同的观点。有的从月经周期节律的阴阳消长转化来阐述月经周期变化；有的以传统医易原理、阴阳五行脏象理论探讨月经周期；有的运用三阴三阳开阖枢理论对月经周期分期重新划分，从阳气"生、长、化、收、藏"角度认识卵泡的发育规律并阐述月经周期阴阳消长的变化等。尽管不同医家对月经周期阴阳消长转化规律的认识不尽相同或有所侧重，但其根本目的都是运用阴阳学说理论更好地指导月经病的临床治疗。

（1）岭南罗氏妇科：在治疗上注重人体阴阳之气的变化，善于平衡阴阳。尤其是在月经病的论治上，首重阴阳学说，调理冲任。月经周期的变化规律是人体内阴阳消长转换的体现。重阴必阳，重阳必阴，阴极则阳生，阳极则阴生。阴消阳长，阳消阴长。由满而溢，藏泻有期，则经行有度。罗氏妇科提倡月经后期以滋阴养血为主，排卵前佐温阳之品，帮助阳气生发；排卵后以阴阳双补之法调和阴阳平和；月经前期重在疏肝理气、调和气血（图2-2）。

月经期：阴血下泄，重阳必阴

月经期：疏肝理气，调和气血　　　　月经后：滋阴养血

经前期：阳长阴消　　　　经后期：阴长阳消

排卵后：阴阳双补　　　　排卵前：滋阴佐以温阳

真机期：阴极阳生，阴阳转化

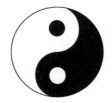

图 2-2　岭南罗氏妇科月经周期阴阳转化图

（2）夏桂成教授：夏桂成教授创立了当代完整的中医妇科调周理论体系，形成了"中医女性生殖节律理论"，他认为月经周期节律，是由阴阳消长转化的月经节律所致，四大要素为阴阳对立、阴阳转化、阴阳消长、阴阳互根，这在每一个月经周期的运动变化中都有体现。具体来说，月经周期节律的阴阳消长转化是由阴长（阳消）-重阴转阳-阳长（阴消）-重阳转阴的四个时期构成

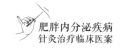
的循环，内在的气血变化，包括精、津、液、水等均在阴阳消长转化的运动中进行。具体到周期运用上可分为：经后初期——阴血恢复，经后中期——阴长阳消，经后末期——阴长近重，经间期——重阴转阳，经前前半期——阳长至重，经前后半期——重阳延续，行经期——重阳转阴（图2-3）。

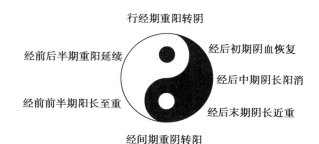

图 2-3　夏桂成教授月经周期阴阳转化图

（3）何氏妇科：何氏妇科在月经不调的治疗上体现舍病求证的辨治特色。不同原因所致的月经不调，只要抓准证型，即可用相同的方法施治。同时何氏妇科治疗月经不调注重温阳，月经以时下，依靠月经周期中阴阳消长转化来实现，尤月经中期氤氲之时，阳气渐长，发生排卵和排泄经血时，更是以高涨的阳气作为条件。

卵泡期前半段（含月经期）为阴中之阴；卵泡期后半段，尤其是排卵瞬间为阴中之阳；黄体期前半段为阳中之阳；黄体期后半段，尤其是月经启动瞬间为阳中之阴；脾土居中，参与了月经周期的各个阶段；从阴阳变化的角度可解释为月经期重阳转阴、排卵期重阴转阳。

总结：从以上具有代表性的我国著名的妇科大家对月经周期的阴阳变化的认识可以看出，月经期乃重阳转阴，排卵期乃重阴转阳。罗氏、夏氏与何氏从子宫内膜变化角度来划分月经周期和分析月经周期的阴阳变化，体现了"重阳必阴，重阴必阳"的学术思想。

2. 从中医阴阳气血的变化角度来分析卵泡发育的月经分期

西医学从两个方面阐述了对于月经周期的理解，首先是从子宫内膜的角度将月经周期划分为增生期、分泌期、月经期，其次是从卵泡发育角度来解释月经周期。中医学的理解可对应为重阴必阳、重阳必阴、阴阳互根互用，前面已经分析了中医妇科大家对月经周期的阴阳变化的解释。

（1）中医阴阳学说对子宫内膜阴阳变化的解释："孤阳不生，独阴不长"，"一阴一阳之谓道也"，每一事物都存在阴阳两面，一阴一阳缺一不可，解释阴阳必须落实到具体事物和层面上，如从四季的节气转变解释大气圆运动的阴阳变化，从地理位置、太阳的运转等来解释山之南水之北为阳等。月经周期的阴阳变化可以从子宫内膜角度或者卵泡发育过程来分析。卵泡发育过程的阴阳变化应该从卵泡的发育全过程具体分析。子宫内膜的变化也是一个阴阳转变的过程。根据子宫内膜的变化，一个月经周期可分为增殖期、分泌期、月经期。增殖期相当于胞宫万物初始，一阳初生，阳气不断增长，促进卵泡分泌雌性激素，使子宫内膜逐渐修复和增厚，血管和腺体增生，藏而不泄，卵泡发育直至成熟排卵；分泌期阳气继续增长，气血大量汇集，基础体温升高，并逐渐达到峰值，黄体生长成熟，并分泌大量孕激素和雌性激素，在激素作用下子宫内膜及腺体继续生长并分泌黏液，为受孕创造条件。

当阳气的增长达到生理极限时，如未受精，则阳极转阴，阳气渐衰，直至进入行经期；月经期黄体逐渐萎缩，激素分泌急剧减少，阳不敛阴，泻而不藏，阴阳气血俱下。此期既是结束，也是开始，当阴血随阳气而泻，胞宫又开始新的阴阳变化过程。从子宫内膜角度分析其阴阳变化，应该是在黄体期的前期与后期之间才有阴阳的转化过程，才有阳盛转阴长。

（2）卵泡发育中的阴阳变化：按照卵泡发育过程，可将月经周期划分为基础卵泡期、优势卵泡期、排卵期、黄体期（黄体形成期、黄体萎缩期）、月经期。以卵泡发育过程为代表的性腺轴周期来划分月经周期，显然更加准确、客观，更反映本质，同时这个分期法恰好与传统中医理论相切合，体现了中医学"生、长、化、收、藏"的阴阳转化，为中医临床治疗提供了更加有效的诊疗思路（图2-4）。

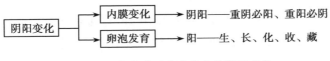

图 2-4　子宫内膜及卵泡发育的阴阳变化

（3）从卵泡发育角度看中医阴阳变化对月经周期的解释：卵巢最主要的功能是产生卵子，卵子在激素的作用下随卵泡同步成熟，发育良好的卵子为优生优育奠定了基础，临床常通过B超监测卵泡的大小、形状等间接判断卵子的发育。基础卵泡期的卵泡较小，通常在月经第10天左右开始在B超下观察卵泡的发育，直径＞10mm的卵泡称生长卵泡，＞12mm的卵泡称优势卵泡，＞18mm的卵泡称成熟卵泡，正常优势卵泡的直径范围为17～24mm，呈圆形或椭圆形，体积为2.5～8.5mm^3。卵泡外形饱满，呈圆形或椭圆形，内壁薄而清晰。当卵泡发育成熟后在激素的作用下形成排卵。

从一天的十二时辰到一年的二十四节气，从十二经络到五行相生相克，从五运六气到升降沉浮，无不体现出对阴阳的"生、长、化、收、藏"的理解。如果从中医阴阳变化角度对卵泡的发育过程进行解释，首先应将阴阳变化的主体落在卵泡的物质上，依据卵泡的发育过程来进行阴阳变化分析。一颗落入土壤的种子，经历四季升降沉升浮的轮回，生根、发芽、开花、结果，如此循环往复，体现了阴阳的转变。卵泡发育过程类似于种子的生长发育，也是阴阳的变化发展过程：基础卵泡期相当于一阳初生，阳气不断增长，进入优势卵泡期，当阳的增长达到极限的时候就会产生排卵反应，这是"生""长""化"的过程。当阳极而转阴，阳气渐衰，犹如种子落地进入土壤，而进入"收"和"藏"的阶段，相当于黄体期黄体和白体阶段，直至最后进入行经期，新的一轮卵泡发育又将开始。这是从"阳"的一面来分析（图2-5）。

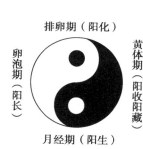

图 2-5　卵泡发育阳的变化

基础卵泡期卵泡逐步发育生长，此时阳气逐步聚集增长，FSH和LH的激素水平逐步增加，同时合成分泌E$_2$，共同促进卵泡的生长、发育、成熟；月经的第10天后卵泡发育进入优势卵泡期，阳气继续增长，此时的FSH与LH水平继续升高，当LH的峰值出现后发生排卵，随着排卵的出现阳气旺盛到极致，从而出现阴阳转化；排卵后卵泡继续分泌E$_2$和P来维持子宫内膜的继续增厚为受孕做准备，但此时的卵泡逐渐减小萎缩，如果没有受孕则由黄体变化为白体，此时阳气逐渐衰退落入有形的阴血之中，等下一个周期到来时，阴血逐步转化为无形的阳气，推动卵泡在下一个周期的发育生长。这其实也是"气"和"血"的转化过程（图2-6）。

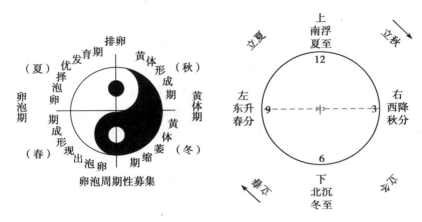

图 2-6　卵泡周期性生长发育与自然四季关系对应图

四、"三期五治"法临床治疗方案

卵泡的生长发育异常为月经病的重要原因，针刺治疗月经病应以调节卵泡的生长发育为指导方向。结合月经周期阴阳变化的特点，采用"三期五治法"指导月经病的临床治疗。"三期五治法"是指在临床针灸治疗过程中将月经周期分为基础卵泡期、优势卵泡期、黄体期三期来设计临床治疗方案，"五治"是指针对五种异常卵泡发育的情况设计临床针灸治疗方案。

1. 根据卵泡发育阶段分"三期"治疗

正常卵泡的生长发育需经历窦状卵泡、生长卵泡、优势卵泡、成熟卵泡至排卵的过程。根据卵泡发育过程中阴阳转化特点，可分为：基础卵泡期——阳生、优势卵泡期——阳长、排卵期——阳化、黄体形成期——阳收、黄体萎缩期——阳藏。这样就将阴阳变化中的"生""长""化""收""藏"，与卵泡发育过程的阴阳变化较好地融合为一体。我们将变化过程划分为三期，如果将黄体期细分为黄体形成期和黄体萎缩期，这样也可以划分为五期（图2-6）。

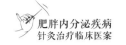
　　针刺治疗为卵泡生长过程提供所需的精微物质，促进其发育、成熟和排出，最终使卵泡具备球形、充满卵泡液、弹性好的三维特征，排卵自然水到渠成。从中医气血的角度来看，针灸治疗在调节人体气血的生成、运行等方面发挥作用。临床上根据卵泡发育的阶段不同，采取分期治疗。

　　（1）基础卵泡期（阳生）：包括卵泡募集和选择优化期，约在月经周期的第1～10天。此期卵泡液逐渐增多，卵泡直径逐渐增大，针刺应以滋阴补肾、促进卵泡发育为主，选穴注重头部调泌穴及腰部背俞穴。主穴：增泌穴、丘脑、下丘脑、肝俞、肾俞、三阴交、太溪。肝俞、肾俞补益肝血肾精；三阴交调补肝、脾、肾三经经气；太溪滋阴益肾；丘脑、下丘脑调节中枢性激素释放频率；增泌穴促进阳气升发，以阳中求阴。

　　（2）优势卵泡期（阳长）：约在月经周期的第11～14天。此期卵泡液急剧增加，卵泡体积显著增大，针刺应以升阳理气、促进排卵为主，选穴以腹部穴位为主。主穴：增泌穴、本神、膻中、中脘、气海、卵巢1、卵巢2、足三里、太冲。膻中、中脘、气海分别调理上、中、下三焦之气；足三里为多气多血之阳明经合穴；卵巢1、卵巢2加速卵泡成熟；太冲疏肝调畅气机。

　　（3）黄体期［黄体形成期（阳收）、黄体萎缩期（阳藏）］：月经周期的第15～28天。排卵后卵泡壁塌陷，形成黄体，子宫内膜继续增厚。随着黄体萎缩，子宫内膜崩解脱落，月经来潮，开始新一轮周期。针刺以调理冲任气血，助膜生长为主。黄体形成期（阳收），阳气始衰，以滋阴潜阳，助膜生长为主。主穴：增泌穴、大椎、脾俞、肾俞、次髎、三阴交、水泉。增泌穴、大椎补充督脉阳气；脾俞、肾俞益气养血；次髎配三阴交调补冲任；水泉资助任冲二脉；共奏补阳调气养血之功。黄体萎缩期（阳藏），阳气衰微，以调理冲任气血为主，佐以温灸促阳气生发，为下次窦状卵泡出生做准备。主穴：增泌穴、丘脑、下丘脑、中脘、肓俞、关元、调气穴、足三里、太冲。中脘资益中气；肓俞、关元培元固本；足三里配太冲调补气血；调气穴补益肾气；温灸关元可温补下焦阳气；诸穴合用，共奏调理冲任、温补阳气之功。

　　2. 针刺调节五种异常卵泡发育的"五治"法

　　针对不同的卵泡发育异常情况，我们提出不同的治疗思路，从卵泡数量的多少、卵泡发育情况、子宫内膜容受性等方面逐一解决（图2-7）。

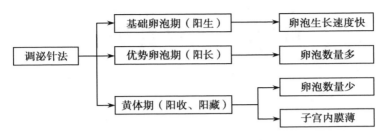

图 2-7　调泌针法"三期五治"

（1）卵泡数量少：气血为卵巢孕育卵泡的基础物质，卵泡数量少归咎于冲任气血亏虚，治疗重在调补冲任。选穴当以足少阴肾经、足太阴脾经穴位为主。主要穴位为：肓俞、卵巢1、卵巢2、三阴交、太溪等，加点刺肾俞，针用补法。虚寒者气海、关元温针灸以暖宫助阳。

（2）卵泡数量多：卵泡数量虽多，但停滞在早期发育阶段，无优势卵泡形成。病机以脾肾亏虚为本，痰瘀为标，治以健脾补肾，化痰祛瘀。选穴当以足少阴肾经、足太阴脾经穴位为主。主要穴位为：脾俞、肾俞、天枢、水道、血海、足三里等。针用平补平泻。

（3）卵泡生长速度慢：卵泡生长缺乏精微物质和生长动力，"阴成形，阳化气"，针刺治疗应阴阳双补，以助阳为主。选穴当以任脉、足少阴肾经、足太阴脾经穴位为主。主要穴位为：增泌穴、丘脑、下丘脑、中脘、气海、关元、足三里、三阴交、太溪等，气海加温针灸，针用补法。

（4）卵泡生长速度快：卵泡生长速度快，但卵泡质量差、空卵泡多，中医病机总属阴精不足，虚火内生，致阳的气化过度，治疗重在滋阴清虚热。选穴当以任脉、足少阴肾经为主。主要穴位为：增泌穴、缓泌穴、肾俞、肝俞、三阴交、太溪、照海等。针用平补平泻。

（5）子宫内膜薄：子宫内膜的增殖、分泌和脱落过程受卵巢分泌的雌激素和孕激素调控。雌激素和孕激素水平随着卵泡的发育而发生变化，因此，子宫内膜薄归根到底也还是卵泡的生长发育问题。子宫内膜薄的病机总属冲任气血不足，治疗重在补益。选穴当以足少阴肾经、足太阴脾经穴位为主。主要穴位为：增泌穴、丘脑、下丘脑、大椎、脾俞、肾俞、次髎、三阴交、水泉，肾俞加温针灸，针用补法。

第三章　调泌针法释义

一、调泌针法概述

　　调泌针法是通过针刺调节特定的穴位治疗内分泌系统相关疾病的一种特色针法。当针灸刺激特定穴位后，可引起内分泌器官功能及相应的生物活性物质（激素）在一定时间内发生变化，从而引发机体产生一系列生理病理改变。

　　早在1985年，我国妇产科医生就开始对针刺调节下丘脑-垂体-卵巢轴系统开展相关研究。通过对针刺调节性激素水平的变化进行基础实验研究，发现针刺穴位可以调节性激素的水平，提示针刺可以治疗临床由性激素水平失调所致的功能性疾病。基础研究显示，针灸对机体内分泌系统有着广泛的调节作用，针灸对机体的多种效应，往往与其调节内分泌系统功能相关。针灸调节机体内分泌系统作用最基本的方式是影响内分泌腺或内分泌细胞分泌激素及使激素从产生到发挥作用的每一个环节，从而协调了激素对机体的调节功能。

二、从内环境系统平衡来解释针刺调节激素失衡

　　内环境即细胞外液（包括血浆、组织液、淋巴液、各种腔室液等），是细胞直接生活的液体环境，为细胞提供必要的物理和化学条件、营养物质，并接受来自细胞的代谢终产物。内环境最基本的特点是稳态维持。稳态是内环境处于相对稳定（动态平衡）的一种状态，是内环境理化因素、各种物质浓度的相对恒定，这种恒定是在神经、体液等因素的调节下实现的。内环境是细胞所生活的液体环境，内环境状态又影响每个细胞的健康状态，细胞状态与内环境状态是影响整体状态的主要因素。

我国著名针灸专家朱兵教授认为，针灸体表刺激具有维护机体"稳态"系统的作用。稳态是机体根据内外环境的变化而自主发生的动态调节过程，是生物进化适应生态的原始本能，能够确保在不同生理环境下机体的功能活动始终处于比较稳定的状态，并逆转病理状态下的失衡。而医学治疗的目的也是通过不同的内外干预方法调节疾病过程中的功能活动失衡现象，从而尽量引导其向稳态转归。生物稳定的内外环境是"活"的基础，越是高等的生物，其稳态系统越完善，调节系统更健全。如交感神经和副交感神经系统的双重调节，内分泌系统的正、副反馈调节等。

以针灸为代表的体表刺激医疗体系是维护机体稳态系统、治疗许多疾病初始的和优先的选择。现代针灸学认为针灸对机体有"双向调节"效应，在机体某一器官系统功能处于亢进的情况下，针灸可以减弱其功能活动；相反，当这一器官系统功能低下时，针灸可以增强其功能活动，这种"双向调节"通过机体的稳态系统使机体保持正常生理活动。

内环境稳态系统的一切活动都是建立在激素的作用之下。激素作用的一般特征包括特异作用、信使作用、高效作用、相互作用几个方面，激素只选择性地对能识别它的靶细胞起作用，这主要取决于靶细胞特异性受体与激素的结合能力，即亲和力。激素所起的作用是传递信息，犹如"信使"的角色。对其所作用的细胞，既不添加新功能，也不提供额外能量，起到协同、拮抗等作用。针刺体表刺激维护机体稳态系统主要是通过激素水平的变化来起到稳定的作用，维护身体健康。

内环境稳态与中医所说的"阴平阳秘"极其相似。《黄帝内经》中的"阴平阳秘，精神乃治"是中医学理念的精髓：一切治疗都以平衡阴阳为中心。调阴阳、平虚实是针灸治疗学的核心，其效应取决于穴位所依附部位的固有生物学特性及机体的功能状态。针灸的这种双向调节效应是维持机体"稳态系统"的生物学基础。调节、刺激穴位达到"阴平阳秘"，其核心就是调节气血运行达到稳态（图3-1）。

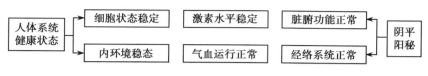

图 3-1　人体稳态与"阴平阳秘"关系图

三、针刺调节机体阴阳与气血的关系

针刺调节机体阴阳平衡的核心为调节人体气血运行的顺畅。体内的气血运行顺畅稳定是保证机体健康的基础。从脏腑理论来讲，气血运行需要运力和通道的正常；运力体现在机体的心气、肺气、肾气、宗气的功能正常，才可以推动气血在体内的流动，同时气血的顺畅流动还必须要有畅通的通道，这就需要肝的疏泄、脾的运化、肾阳的温煦功能正常；相反，当气血运行出现障碍，将导致肝的疏泄、脾的运化、肾阳的温煦功能出现异常变化（图3-2）。

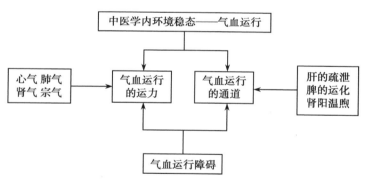

图 3-2　气血运行图

例如多囊卵巢综合征的发病机制主要是卵巢内的卵泡发育出现异常，追溯原因是下丘脑-垂体-卵巢轴激素分泌平衡性出现问题，即激素的反馈与负反馈（相生相克）出现问题，"阴阳平衡"的平衡被打破，FSH与LH、T与E_2，这两对激素之间不再能够相互制约，从而引发了卵泡发育延缓、闭锁等现象。

调泌针法是以中医阴阳平衡理论、经络学说为基础，结合西医"内环境稳态"学说，达到调节机体自身恢复平衡的一种中西医结合的治疗方法。它揭示了腧穴与内分泌、内分泌与针刺的疗效关系。通过不同的操作手法双向调节内分泌腺体产生兴奋和抑制，能够调节内分泌的失衡。

四、调泌针法常用组穴

1. 单纯性肥胖针灸处方组穴
梁门、天枢、水道、上巨虚、曲池。

2. 痰湿型肥胖针灸处方组穴
下丘脑、中脘、天枢、气海、三阴交。

3. 胰岛素抵抗针灸处方组穴
脑平、丘脑、下丘脑、胰俞[1]、脾俞。

4. 更年期症状针灸处方组穴
脑平、本神、松果、卵巢1、照海。

5. 针刺促排针灸处方组穴
脑平、本神、卵巢1、卵巢2、三阴交。

6. 月经延后针灸处方组穴
脑平、肾俞、肾腺3、三阴交、水泉。

7. 妇科止痛针灸处方组穴
脑平、人中、子宫、三阴交、次髎。

8. 调经断红针灸处方组穴
脑平、关元、调气、带脉、三阴交、隐白。

9. 卵巢早衰针灸处方组穴
脑平、关元、卵巢1、阴廉、三阴交、太溪。

10. 高催乳素血症针灸处方组穴
丘脑、下丘脑、垂体、卵巢1、三阴交。

---

[1]　在第 8 胸椎棘突下旁开 1.5 寸，膈俞与肝俞之间。

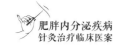

11. 高雄激素血症针灸处方组穴

丘脑、下丘脑、垂体、卵巢1、照海。

12. 安眠调神针灸处方组穴

脑平、本神、松果、照海。

五、调泌针法部分常用穴位

1. 脑平穴（又称增泌穴）

【体表定位】在头部，后发际正中直上7寸，或当头部正中线与两耳尖连线的交点处（图3-3）。

【解剖定位】皮肤→皮下组织→帽状腱膜→腱膜下疏松组织。

【取穴原则】坐位或俯卧位。

【神经定位】分布有枕大神经、额神经分支，左、右颞浅动、静脉及枕动、静脉吻合网。

【针刺方法】平刺0.5～0.8寸，局部酸胀，可扩散至头顶部。不宜深刺。

【功能】升阳举陷，安神镇静，息风镇痉，醒脑开窍，通经活络，疏导经气；缓解疼痛，加速内分泌腺体分泌。

【主治】①头痛，头晕，目眩，耳鸣，癫狂痫，中风，失语，癔症。②失眠，痴呆，健忘。③脱肛，阴挺，胃下垂，肾下垂，遗精，崩漏，月经失调。④周身疼痛，四肢无力，走路不稳。

【按语】

（1）该穴除了具有升阳举陷、通经活络、疏导经气等传统功效之外，还具有调节内分泌失调、促进内分泌腺体释放激素的功能。

（2）在调泌针法中，百会穴又称脑平穴、增泌穴，是因为该穴具有平衡机体、调节阴阳和促进腺体分泌激素的作用。百会穴为百脉之会，贯达全身，可通达上下阴阳，贯通周身经穴，在发挥调节阴阳及机体平衡作用时称脑平穴。三阳经及督脉的阳气在此交会，故百会穴有统领诸阳之功效，中医认为，阳具有主上、主动、主升之意，在此时称为增泌穴，具有鼓舞阳气升发和促进内分泌腺体释放激素的作用。

（3）另有缓泌穴（即涌泉穴），其位置在足底部。涌泉乃系足少阴肾经穴，足少阴经具有主宰内分泌与生殖系统的重要作用。缓泌穴与增泌穴可以阴阳相通，上下呼应，调节内分泌。两穴有开有合，乃是调控内分泌功能紊乱的总闸。如果需要内分泌腺体释放激素，可先刺增泌穴；如果不需要释放激素，可先刺缓泌穴。

（4）增泌穴与缓泌穴同其他内分泌穴一样，刺激强度不同，其效果亦不相同。如增泌穴，若用弱刺激（兴奋），则有使促进内分泌腺体释放激素的作用；若用强刺激（抑制），则有抑制内分泌腺体释放激素的作用。

（5）针刺头部穴位时多有疼痛的感觉，尤其头部的几个内分泌穴极为敏感，但停针后疼痛即可消失。一般捻转3～5次即可，不宜多刺。

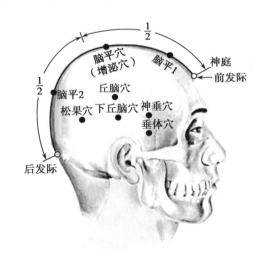

图3-3 头部穴位

2. 脑平1

【体表定位】在头部，前发际正中直上2寸（图3-3）。

【解剖定位】皮肤→皮下组织→帽状腱膜→腱膜下疏松组织。

【取穴原则】坐位或仰卧位。

【神经定位】分布有额神经分支和左、右颞浅动、静脉的吻合网。

【针刺方法】略向下斜刺0.5～0.8寸。不宜深刺。

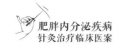
【功能】补气升阳，安神镇静，止痛止晕，疏导经气，通经活络，活血，调和阴阳；调节内分泌。

【主治】①头痛，头晕，脑涨，鼻渊。②手足震颤（帕金森病），偏瘫，肢体麻木。③前额色素沉着，内分泌失调。④阳痿，遗精。

【按语】

（1）该穴对脑梗死后遗症、帕金森病、阿尔茨海默病有较好效果。

（2）配脑平、脑平2、丘脑、三阴交、太溪，主治顽固性头痛、头晕。

（3）配人中、垂体、丘脑、脑平、肾腺1、肾腺2、二阴穴，主治阳痿、遗精。

（4）该穴对神经、运动系统失衡性疾病有较好效果。

3. 脑平2

【体表定位】在头部，后发际正中直上3寸（图3-3）。

【解剖定位】皮肤→皮下组织→帽状腱膜→腱膜下疏松组织。

【取穴原则】坐位或俯卧位。

【神经定位】分布有额神经和左、右颞浅动、静脉和额动、静脉的吻合网。

【针刺方法】略向下斜刺0.3～0.5寸。不宜深刺。

【功能】调补气血，调和阴阳，通经活络，安神镇静，疏导经气。

【主治】①头痛，头晕，脑涨，中风偏瘫，癫痫。②手足震颤、步态不稳。

【按语】

（1）主治顽固性头痛、头晕、耳鸣、记忆力减退（椎动脉型颈椎病），手部精细动作困难、走路不稳、快走易跌倒等（小脑萎缩、脊髓型颈椎病）。

（2）配脑平、脑平1、丘脑、内关、曲池、足三里、三阴交、阳陵泉等穴，专治头痛、头晕，还可调整步态。

（3）头部内分泌穴不宜多刺、强刺。一般施捻转术3～5次即可，多刺易头痛。

4. 丘脑穴

【体表定位】在头部，当耳尖直上入发际3寸处（图3-3）。

【解剖定位】皮肤→皮下组织→耳上肌→颞筋膜→颞肌。

【取穴原则】仰卧位或坐位。

【神经定位】分布有耳神经和枕大神经会合支及颞浅动、静脉顶支。

【针刺方法】向下斜刺0.3～0.5寸，不宜深刺、多刺。

【功能】调和阴阳，安神镇静，解痉止痛，通经活络，活血化瘀，调补气血，固摄冲任；扩张血管，调节神经功能，调节内分泌，治疗性功能障碍。

【主治】①头痛，头晕，耳鸣、耳聋。②月经不调，痛经，闭经，阳痿，遗精。③消化不良，纳呆，水肿，呕吐，呃逆。④皮癣，湿疹，瘾疹。⑤偏瘫，半身感觉障碍。

【按语】

（1）丘脑在结构和功能上与脑垂体有密切的联系，故可治疗妇科系统疾病，针刺可配足三里、三阴交、血海调理冲任，调节内分泌。

（2）丘脑是皮质下感觉中枢，故具有调节神经系统疾病的功能。如果一侧丘脑受刺激或者损伤，可出现对侧半身感觉疼痛或者感觉消失。故可针刺受损侧丘脑穴配合对侧曲池、外关、足三里、三阴交等穴治疗偏瘫及半身感觉障碍。

（3）丘脑穴位于头侧部耳尖直上3寸，可配下丘脑穴治疗偏头痛、头晕、耳鸣等，但丘脑穴扩张血管作用很强，故不宜强刺、多刺，宜轻刺、少刺，否则刺后头痛加剧。

5. 下丘脑穴（又称醒眠穴）

【体表定位】在头部，当耳尖直上入发际1.5寸处（耳尖与丘脑穴连线中间）（图3-3）。

【解剖定位】皮肤→皮下组织→耳上肌→颞筋膜→颞肌。

【取穴原则】仰卧位或坐位。

【神经定位】分布有耳神经和枕大神经会合支及颞浅动、静脉顶支。

【针刺方法】向下斜刺0.3～0.5寸，不宜深刺、多刺。

【功能】调和阴阳，安神镇静，解痉止痛，扩张血管，通经活络，活血化瘀，调补气血，固摄冲任；调节内分泌，调节神经功能，治疗性功能障碍。

【主治】①头痛，头晕，耳鸣，耳聋，嗜睡。②月经不调，痛经，闭经，阳痿，遗精。③消化不良，纳呆，水肿，呕吐，呃逆。④皮癣，湿疹，瘾疹。⑤偏瘫，半身感觉障碍。

【按语】

（1）丘脑在结构和功能上都与脑垂体有密切联系，主治嗜睡症，刺激该穴可解除嗜睡与困倦。

（2）下丘脑穴相当于率谷穴，同丘脑穴都具有调节神经系统的功能，针刺配手、足阳明经的腧穴可治疗偏瘫、半身感觉障碍。

（3）该穴不宜强刺、多刺，宜轻刺、少刺，否则刺后头痛加剧。

6. 神垂穴

【体表定位】在头部，平下丘脑穴，向前额旁开2寸（图3-3）。

【解剖定位】皮肤→皮下组织→耳上肌→颞筋膜→颞肌。

【取穴原则】仰卧位或坐位。

【神经定位】浅层分布有耳颞神经，颞浅动、静脉顶支。深层有颞深前、后神经的分支。

【针刺方法】向下斜刺0.3~0.5寸，不宜深刺、多刺。

【功能】安神镇静，健脾利湿，调和气血，调和阴阳，通利水道，解痉止痛；调节内分泌，治疗性功能障碍。

【主治】①头痛，头晕失眠。②月经不调，痛经，闭经，乳少，阳痿，遗精，小便频数。③消化不良，纳呆，恶心，呕吐，胃下垂。④皮癣，湿疹，瘾疹。⑤偏瘫，半身感觉障碍。

【按语】

（1）神经垂体属脑垂体的一部分。神经垂体分泌的激素有两种：一是抗利尿激素，二是催产素。故针刺神垂穴可治疗尿频、乳少、闭经。

（2）该穴处分布有颞神经，配头面、四肢、躯干等部位有关腧穴，主治头痛、头晕、失眠等疾病。

（3）该穴针感灵敏，故不宜强刺、多刺，宜轻刺、少刺，否则刺后易头晕头痛。

7. 松果穴（又称震颤穴、失眠穴）

【体表定位】在头部，下丘脑穴向后平行，去后顶2寸处（图3-3）。

【解剖定位】皮肤→皮下组织→耳上肌→颞筋膜→颞肌。

【取穴原则】仰卧位或坐位。

【神经定位】分布有耳神经，枕小神经及枕大神经的会合支，耳后动、静脉。

【针刺方法】向下或向后顶方向斜刺0.3~0.5寸，不宜深刺、多刺。

【功能】安神镇静，解痉止痛，调脾健胃，调和气血；促进幼儿生长发育，调节内分泌，治疗性功能障碍。

【主治】①头痛，头晕，失眠，耳鸣，耳聋。②月经不调，痛经，闭经，乳少，阳痿，遗精。③胃痛，纳呆，恶心，呕吐，胃下垂。④白癜风，白发，脱发，皮炎。⑤癫痫，震颤麻痹，儿童多动症，面肌痉挛。

【按语】

（1）松果体位于胼胝体后尾的下面，居于左、右下丘脑之间的凹陷内，形似松果籽，长约1cm。松果体一般在7~10岁开始钙化、萎缩。松果体分泌的黑色紧张素能抑制垂体前叶分泌卵泡刺激素和黄体生成素，因而间接抑制了卵巢活动。到青春前期，松果开始萎缩，这可能对防止性早熟有一定的意义。

（2）松果体有增强中枢抑制的作用，故针刺该穴可治疗失眠、癫痫、胃痛、痛经。

（3）该穴针感灵敏，故不宜强刺、多刺，宜轻刺、少刺，否则刺后易头晕头痛。

8. 垂体穴

【体表定位】在头部，神垂向下1.2寸处（图3-3）。

【解剖定位】皮肤→皮下组织→耳上肌→颞筋膜→颞肌。

【取穴原则】仰卧位或坐位。

【神经定位】分布有耳神经，枕小神经及枕大神经的会合支，耳后动、静脉。

【针刺方法】向下斜刺0.1~0.2寸，不宜深刺、多刺。

【功能】调和气血，平衡阴阳，固摄冲任；调节月经紊乱，调节内分泌，治疗性功能障碍。

【主治】①头痛，头晕，耳鸣，耳聋，目赤肿痛。②月经不调，闭经，乳少，阳痿，遗精。③癃闭，尿频，甲状腺功能亢进症，肢端肥大症。④癫痫，震颤麻痹，儿童多动症，面肌痉挛。

【按语】

（1）垂体是不成对的器官，分泌功能受下丘脑控制，是身体内最复杂的内分泌腺，所产生的激素不但与身体骨骼和软组织的生长有关，且可影响内分泌腺的活动，分泌促甲状腺素释放素、促肾上腺皮质激素和促性腺素。垂体前叶能分泌生长激素，当功能亢进时，可引起肢端肥大症和巨人症；当功能低下时，又可引起生长激素缺乏性侏儒症。垂体后叶能分泌抗利尿素和催产素，故针刺可治疗尿频、乳少、闭经等。

（2）脑垂体是人体内最重要的内分泌器官，其结构复杂，分泌激素种类甚多，作用十分广泛，并能调节其他分泌腺的活动。各种疾病的治疗均可配合垂体穴施治，尤其对神经、内分泌、生殖、泌尿系统疾病，均有疗效。

（3）该穴针感灵敏，故应采用短针、细针，宜轻刺、少刺，否则刺后易头晕头痛。治疗肢端肥大症时可以多刺。

9. 泌乳穴

【体表定位】在乳房根部的四周，上、下、左、右各有一穴（图3-4）。

【解剖定位】皮肤→皮下组织→胸大肌→胸小肌。

【取穴原则】仰卧位或坐位。

【神经定位】浅层分布有第四肋间神经皮支，胸腹壁静脉的属支。

【针刺方法】朝乳房中心斜刺进针0.5寸。不宜过度深刺。

【功能】调补气血，活血化瘀，通经活络，生乳通乳，消肿散结。

【主治】缺乳，溢乳，乳痈，乳腺增生。

【按语】

（1）泌乳穴主要治疗乳汁分泌缺乏和乳房疾病（如乳腺增生、乳腺炎等）。

（2）通乳可配伍垂体、少泽、足三里、三阴交通经活络、生乳通乳。

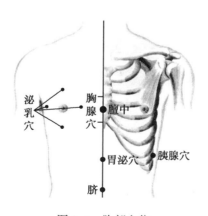

图 3-4　胸部穴位

10．胰腺穴

【**体表定位**】在上腹部，当脐上4寸，前正中线向左旁开5寸（约在脾脏、胰腺处）（图3-4）。

【**解剖定位**】皮肤→皮下组织→腹外斜肌→腹内斜肌→腹横肌。

【**取穴原则**】仰卧位。

【**神经定位**】浅层分布有第七、八、九胸神经前支的外侧皮支和胸腹壁静脉的属支。深层有第七、八、九胸神经前支的肌支及伴行的动、静脉。

【**针刺方法**】向下斜刺0.3~0.5寸，不宜深刺、直刺。

【**功能**】调脾健胃，补肾壮阳，固摄冲任，安神镇静，疏调经气；降低血糖，调节内分泌。

【**主治**】①多饮，多食，多尿。②胃痛，腹胀，呕吐，纳呆，泄泻，水肿，消化不良。③头痛、头晕，失眠。④月经不调，性功能障碍。

【**按语**】

（1）胰岛具有内分泌功能，主要由两类细胞组成，可分泌两种激素。一种是胰高血糖素，另一种是胰岛素。这两种激素在调节糖、脂肪、蛋白质代谢，维持正常血糖水平中起着十分重要的作用。一旦这两种激素分泌失调，可导致糖代谢紊乱，以致发生糖尿病或低血糖症。

（2）胰岛中还分泌一种限制生长的激素，叫抑制因子。胰岛素缺乏可引起广泛的代谢障碍。

（3）胰腺穴有助于消化功能的调节，常点按此穴，可以起到治疗与保健作用，针刺可配伍中脘、下脘、脾俞、胃俞、胰俞、足三里、三阴交消食和胃，调节内分泌。

11．子宫穴

【**体表定位**】在下腹部，当脐中下4寸，中极旁开3寸（图3-5）。

【**解剖定位**】皮肤→皮下组织→腹外斜肌腱膜→腹内斜肌→腹横肌→腹横筋膜。

【**取穴原则**】仰卧位。

【**神经定位**】浅层分布有髂腹下神经的外侧皮支和腹壁浅静脉。深层有髂腹下神经的分支和腹壁下动、静脉的分支或属支。

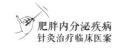
【针刺方法】直刺0.8～1.2寸，局部酸胀感可向会阴部、大腿内侧放射。不宜深刺，其深度可视腹肌薄厚而刺之。

【功能】调经止带，升提下陷。

【主治】月经不调，不孕，痛经，盆腔炎，睾丸炎。

【按语】子宫穴具有通胞宫、化瘀滞、理气机、升下陷等作用，是治疗妇科疾病的经验效穴，临床广泛用于子宫肌腺病、多囊卵巢综合征、子宫肌瘤、子宫脱垂、盆腔炎、不孕症等妇科疾病的治疗。

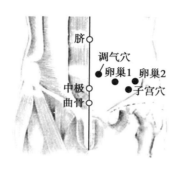

图 3-5　下腹部穴位

12. 卵巢1

【体表定位】在下腹部，当脐中下3.5寸，前正中线旁开2寸（图3-5）。

【解剖定位】皮肤→皮下组织→腹直肌鞘前壁外侧缘→腹直肌外侧缘。

【取穴原则】仰卧位。

【神经定位】浅层分布有第十一、十二胸神经前支和第一腰神经前支的前皮支及外侧皮支，腹壁浅动、静脉。深层有第十一、十二胸神经前支的肌支。

【针刺方法】向下或直刺0.5～0.6寸。不宜深刺，其深度可视腹肌薄厚而刺之。

【功能】固摄冲任，疏调经气，调理经血，安神镇静，调和阴阳；调节内分泌。

【主治】①小腹冷痛，阴冷。②痛经，闭经，不孕，月经不调，性欲减退。③头痛，头晕，恶心，呕吐，失眠。④痤疮，色素沉着。

【按语】

（1）卵巢为女性的性腺，其主要功能为产生卵子并排卵以及分泌女性激素，即卵巢的生殖功能和内分泌功能。生殖功能方面，卵巢周期性经历卵泡的发育和成熟、排卵、黄体的形成与退化三个阶段。黄体衰退后月经来潮，卵巢中又有新的卵泡发育，开始新的周期。内分泌功能发面，卵巢主要合成和分泌雌激素和孕激素，以及少量的雄激素。卵泡膜细胞为排卵前雌激素的主要来源，黄体细胞在排卵后分泌大量的孕激素和雌激素。雌激素主要促进女性生殖器官的生长发育，促进女性第二性征的出现等。孕激素主要促进子宫内膜在雌性激素作用的基础上继续生长发育，为受精卵着床做准备。生理情况下，雌、孕激素既相互协同又相互拮抗，共同维持月经周期的正常以及保障正常的妊娠条件。

（2）下丘脑、垂体与卵巢之间互相调节、互相影响，形成一个完整而协调的神经内分泌系统，称下丘脑-垂体-卵巢轴（HPO轴）。下丘脑分泌促性腺激素释放激素（GnRH），通过调节垂体促性腺激素的分泌，调节卵巢功能。卵巢分泌的性激素对下丘脑和垂体又有反馈调节作用。

（3）针刺卵巢穴可以调节下丘脑-垂体-卵巢轴的神经内分泌功能，在临床上广泛用于异常子宫出血、月经不调、闭经、卵巢早衰、更年期综合征等妇科内分泌疾病。

（4）卵巢穴乃是调节内分泌的主穴。

13. 卵巢2

【体表定位】 在下腹部，当脐中下3.5寸，前正中线旁开3.5寸，与卵巢1穴平行取之（图3-5）。

【解剖定位】 皮肤→皮下组织→腹外斜肌腱膜→腹内斜肌→腹横肌→髂腰肌。

【取穴原则】 仰卧位。

【神经定位】 浅层分布有旋髂浅动、静脉，第十一、十二胸神经前支和第一腰神经前支的外侧皮支。深层有股神经和髂腹股沟神经，旋髂深动、静脉。

【针刺方法】 同卵巢1。

【功能】 同卵巢1。

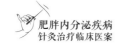
【主治】同卵巢1。

【按语】卵巢2的功能主治基本同卵巢1。卵巢2属卵巢1的辅助穴、加强穴。

14. 调气穴

【体表定位】在下腹部，当脐中下3寸，前正中线旁开0.5寸（图3-5）。

【解剖定位】皮肤→皮下组织→腹直肌鞘前壁→腹直肌。

【取穴原则】仰卧位。

【神经定位】浅层分布有胸壁浅动、静脉的分支或属支，第十一、十二胸神经前支和第一腰神经前支的前皮支及伴行的动、静脉。深层有腹壁下动、静脉的分支或属支，第十一、十二胸神经前支的肌支和相应的肋间动、静脉。

【针刺方法】直刺1.0～1.5寸，局部有酸胀感，可扩散至小腹部。不宜深刺。

【功能】补益肾气，调理冲任，调理下焦。

【主治】①月经不调，带下，经闭，崩漏，小便不利。②腰脊痛，阳痿。③泄泻，痢疾。

【按语】

（1）调气穴为足少阴肾经与冲脉之交会穴，重在补益肾气，又能调理冲任。

（2）配气海、关元、中极、三阴交、肾俞，治月经不调；配命门、关元、肾俞、三阴交，治不孕症。

15. 胰副1

【体表定位】在背部第十二胸椎棘突下，第1腰椎棘突上，后正中线向左旁开3.5寸（图3-6）。

【解剖定位】皮肤→皮下组织→背阔肌→下后锯肌→竖脊肌→腰方肌。

【取穴原则】俯卧位或俯伏坐位。

【神经定位】浅层分布有第十二胸神经和第一腰神经后支的外侧皮支和伴行的动、静脉。深层有第十二胸神经和第一腰神经后支的肌支和相应的动、静脉背侧支的分支和属支。

【针刺方法】向脊柱方向斜刺0.5～0.6寸，不可深刺、直刺，以免刺伤脏器。

【功能】调脾健胃，补肾壮阳，固摄冲任，安神镇静，疏调经气；降低血糖，调节内分泌。

【主治】①多饮，多食，多尿。②胃痛，腹胀，呕吐，纳呆，泄泻，水肿，消化不良。③头痛、头晕，失眠。④月经不调，性功能障碍。

【按语】胰副1穴位于胃仓与肓门之间，配脾俞、胰俞、梁门主治糖尿病及消化系统疾病。

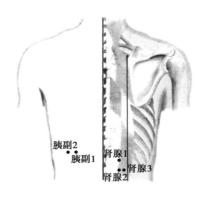

图 3-6 背部穴位

16. 胰副2

【体表定位】在背部，第十二胸椎棘突下，第一腰椎棘突上，后正中线向左旁开4寸（图3-6）。

【解剖定位】同胰副1。

【取穴原则】同胰副1。

【神经定位】同胰副1。

【针刺方法】同胰副1。

【功能】同胰副1。

【主治】同胰副1。

【按语】胰副2的功能主治基本同胰副1相同，胰腺穴配此两穴加脾俞、胰俞、梁门主治糖尿病及消化系统疾病。

17. 肾腺1

【体表定位】在腰部，第一腰椎棘突下，旁开2寸（图3-6）。

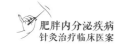
【解剖定位】皮肤→皮下组织→背阔肌腱膜和胸腰筋膜浅层→竖脊肌。

【取穴原则】俯卧位。

【神经定位】浅层分布有第一、第二腰神经后支的皮支及伴行的动、静脉。深层有第一、第二腰神经后支的肌支和相应的动、静脉背侧支的分支和属支。

【针刺方法】向脊柱方向斜刺0.5～0.8寸，不可深刺、直刺，以免刺伤脏器。

【功能】补肾壮阳，滋水育阴，固摄冲任，通小便，利水肿，安神镇静，解痉止痛，润肠通便，补血生乳。

【主治】①腰脊强痛，腹痛，便秘。②痛经，闭经，月经后期，白带增多，癃闭，水肿，尿失禁，阳痿，遗精。③耳聋，耳鸣，顽固性头痛。④缺乳，溢乳。

【按语】

（1）肾上腺位于肾的上方，脊椎两侧，可分泌氢化可的松、皮质酮和少量的雄激素及雌激素。肾上腺皮质激素分为三大类：①糖皮质激素，主要调节糖、脂肪、蛋白质代谢，其主要激素是氢化可的松，其次是少量的皮质酮。②盐皮质激素，主要调节水、盐代谢，代表物质为醛固酮。③肾上腺皮质网状带分泌的少量性激素，包括雄激素和雌激素，其性质与睾丸或卵巢分泌的性激素相似。

（2）配伍：①配垂体、丘脑、松果、三阴交、血海、照海等穴，具有补肾壮阳，滋水育阴，调补气血，增强机体抗病能力的作用。②配丘脑、神垂、松果、内关、神门、足三里等穴，具有安神镇静，解痉止痛的作用。③配脾俞、胃俞、足三里、三阴交、内关等穴，具有调脾健胃和中，治疗消化系统疾病的特殊效果。④配次髎、二阴穴、三阴交、血海、少商、交信、丘脑、垂体等穴，可调节内分泌，调理月经，专治痛经、闭经等妇科疾病。

（3）专治月经后期。

18. 肾腺2

【体表定位】在腰部，第二腰椎棘突下，旁开2寸（与肾腺1穴上下对应）（图3-6）。

【解剖定位】皮肤→皮下组织→背阔肌腱膜和胸腰筋膜浅层→竖脊肌。

【取穴原则】俯卧位。

【神经定位】浅层分布有第二、第三腰神经后支的皮支及伴行的动、静脉。深层有第二、第三腰神经后支的肌支和相应的动、静脉背侧支的分支和属支。

【针刺方法】同肾腺1。

【功能】同肾腺1。

【主治】同肾腺1。

【按语】功能主治与肾腺1基本相同。

19.　肾腺3

【体表定位】在腰部，第2腰椎棘突下，旁开2.5寸（图3-6）。

【解剖定位】皮肤→皮下组织→背阔肌腱膜和胸腰筋膜浅层→竖脊肌。

【取穴原则】俯卧位。

【神经定位】浅层分布有第三、第四腰神经后支的皮支及伴行的动、静脉。深层有第三、第四腰神经后支的肌支和相应的动、静脉背侧支的分支和属支。

【针刺方法】同肾腺1。

【功能】同肾腺1。

【主治】同肾腺1。

【按语】

（1）肾腺3专治闭经，具有通经活血的作用。

（2）肾腺1~3的布局呈三角形，称肾三穴，对生殖、泌尿系统疾病有极好效果，如月经先期，月经后期，月经前后不定期，经量过多，经量过少，闭经，白带增多，男子阳痿、遗精等男女科疾病等。月经先期者，刺肾腺2使之错后；月经后期者，刺肾腺1使之提前；闭经者，刺肾腺3使之来潮。

20.　断红1（又称断红穴）

【体表定位】在手背，微握拳，第二、第三指间，指蹼缘后方赤白肉际处，又称上都穴（图3-7）。

【解剖定位】皮肤→皮下组织→骨间背侧肌→骨间掌侧肌→蚓状肌。

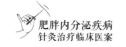

【取穴原则】坐位或卧位，患者微微握拳取穴。

【神经定位】浅层分布有掌背动、静脉或指背动、静脉和指背神经。深层有指掌侧总动、静脉或掌侧固有动、静脉和指掌侧固有神经。

【针刺方法】沿掌骨水平方向斜刺0.5～0.8寸，使针感上行至肩。

【功能】固摄冲任，调经止血，祛风通络，活血止痛，清热解毒。

【主治】①手背肿痛，手指麻木。②头痛，目痛，项强，牙痛，咽痛。③崩漏下血，月经不调。

【按语】

（1）针断红可升提阳气，固摄止血，常配脑平、气海、关元、隐白等调理冲任，益气止血。灸之能补气固脱，顺经气而能固，经气固则血止，故可治疗崩漏。

（2）断红具有显著的止血效果，是近年来发现治疗崩漏的经验穴。

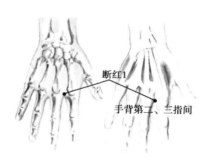

图 3-7　手部穴位

21. 断红2（大敦穴）

【体表定位】在足大趾末节外侧，距趾甲角0.1寸（图3-8）。

【解剖定位】皮肤→皮下组织→甲根。

【取穴原则】坐位或仰卧位。

【神经定位】分布有腓深神经的背外侧神经和趾背动、静脉。

【针刺方法】浅刺0.1～0.2寸。孕妇慎用。

【功能】调理肝肾，调理气血，安神定痫。

【主治】①月经不调，崩漏，阴挺，阴缩，阴中痛。②遗尿，癃闭，尿血，疝气，少腹痛。③癫痫，善寐。

【按语】

（1）断红2即足厥阴肝经之大敦穴，因其治疗崩漏下血效果显著而名之。关于大敦穴治疗崩漏，古今文献也多有记载。清代鲍相璈《验方新编》记载灯火灸大敦穴是"治崩证神效第一方"。现多用于功能性子宫出血、子宫脱垂、精索神经痛、阴茎痛等。如配隐白，直接艾炷灸，有补益肝脾，调理冲任的作用，主治异常子宫出血；配脑平、三阴交、照海，有调补肝肾，益气固脱的作用，主治子宫脱垂。

（2）关于大敦穴治疗崩漏下血的机制，目前主要认为大敦为足厥阴肝经的井穴，五行属木，应于肝。足厥阴肝经"入毛中，环阴器，抵小腹，夹胃属肝络胆""与督脉会于巅"；肝脏具有藏血和主疏泄的功能。妇女以血为用，肝失疏泄，气机逆乱，失于藏血，可导致月经不调、崩漏、闭经等。本穴能疏肝解郁、调理气机，故能用于肝郁气滞引起的崩漏下血等妇科疾病。

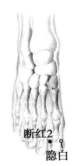

图 3-8　足部穴位

参考文献

[1] 叶赛雅，张翼宙. 浙江四大中医妇科流派调经学术经验与特色比较[J]. 浙江中医药大学学报，2019，43（5）：431-433，436.

[2] 朱玲，郜洁，罗颂平. 岭南罗氏妇科调经特色浅析[J]. 环球中医药，2015（7）：777-779.

[3] 范欢欢. 夏桂成教授生殖节律理论中阴阳理论辨证思考[J]. 辽宁中医药大学学报，2015，17（10）：193-195.

[4] 沈雪勇. 经络腧穴学[M]. 北京：中国中医药出版社，2007.

[5] 刘树伟，李瑞锡. 局部解剖学[M]. 北京：人民卫生出版社，2013.

[6] 朱大年. 生理学[M]. 7版. 北京：人民卫生出版社，2008.

[7] 韩华明，韩增平，韩兰平. 针刺调节内分泌治各科疾病[M]. 合肥：中国科学技术大学出版社，2004.

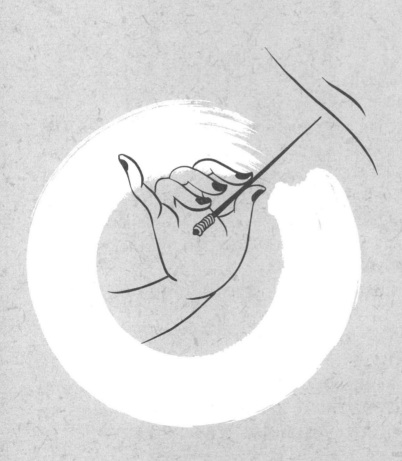

下篇

医案

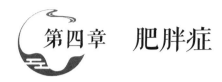

第四章　肥胖症

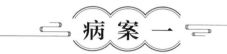

一、案例介绍

李先生，71岁。

初诊 2018年6月29日。

主诉：体胖30余年，伴高脂血症3年余。

现病史：患者自中年发胖，近30余年体重维持在85～87kg。2015年体检发现脂肪肝、高脂血症，未经系统诊治。刻下体胖，以腹部肥胖为主，食欲一般，时有疲倦，每周运动3～5次，每次约30分钟，眠可，小便可，大便秘结，3日1次。舌淡，苔白微腻，脉弦滑。既往有左膝半月板磨损并骨性关节炎病史。

体格检查：身高169cm，体重85kg，BMI 29.7kg/m²，腰围101cm。

辅助检查：2017年8月外院血脂检查示甘油三酯（TG）4.44mmol/L，肝功能正常，腹部B超提示脂肪肝。

西医诊断：①肥胖症；②高脂血症；③脂肪肝；④骨性关节炎（左膝半月板磨损）。

中医诊断：肥胖症（痰湿阻滞证）。

针灸治疗：

体针：脑平、下丘脑、中脘、下脘、天枢、大横、气海、关元、曲池、支沟、足三里、三阴交。支沟行泻法，其余穴位以平补平泻为原则。天枢、足三里连接电针仪，采用疏密波，强度以患者能一般忍受、不过度为原则。下丘脑向下斜刺0.3～0.5寸平补平泻；脑平穴平刺0.5～0.8寸，行捻转补法。

耳针：神门、大肠、内分泌。直刺2～3分，不行手法。

治疗时间及频次：留针30分钟。每周针刺2～3次。

中药：二陈汤合四苓散加减。法半夏12g，橘红10g，白术30g，茯苓15g，泽泻15g，荷叶15g，薏苡仁15g，决明子10g，火麻仁15g，甘草5g。每日1剂，共7剂。

二诊（2018年7月19日）患者自觉食欲较好，大便干结情况较前缓解，运动同前，疲倦感减少，舌淡，苔白，脉弦滑。针刺取穴：初诊处方去关元、足三里，加丰隆，耳针同前。治疗频次及时间同前。中药续服前方，每日1剂，共7剂。

三诊（2018年8月9日）经过一个多月治疗后，患者体重降低4kg，食欲较好，疲惫感缓解明显，便秘改善，约1～2天一行，舌质淡红，苔白，脉弦。针刺在二诊处方基础上去曲池、支沟，加梁门、内关，耳针改大肠为三焦。治疗频次及时间同前。中药在前方基础上去决明子、火麻仁，泽泻减为10g。每日1剂，共7剂。

四诊（2018年9月13日）体重较首诊减轻8.5kg，食欲可控，腹部形体变化较前明显，二便正常，舌质淡红，苔白，脉弦。身体测量结果：体重76.5g，BMI 26.7kg/m²，腰围97cm。2018年9月复查血脂指标：TG 2.22mmol/L，余未见异常。继续针刺巩固治疗。同时嘱患者加强关节保护，适量运动，控制饮食，定期复查。

二、针灸治疗思路

1. 肥胖症痰湿阻滞型针灸处方组穴为下丘脑、中脘、天枢、气海、三阴交。

2. 本病案在针刺治疗中，由于患者时有疲倦，食欲一般，兼大便秘结，故针灸以标本兼治，益气健脾、化痰祛湿为主，兼通泻大肠为法。

3. 患者年岁高，脾土本不强，切忌一味攻伐，在便秘"标实之急"面前，单纯调补脾气又难以在短时间内获得满意的疗效。故需在健脾益气调气同时，

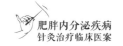
适当施行通泻大肠之法，肠腑通、糟粕排，而后再逐步加强化痰祛湿之法，减重渐见成效；同时注意在针刺手法上应当由轻及重，先缓后急。

三、病例回顾

本例为老年患者，针灸减肥前尝试节食、运动、拔罐等多种手段，疗效欠佳。患者为运动爱好者，由于长期维持较高体重，且一直保持运动，导致左膝关节软骨磨损，无法进行剧烈运动减肥。从初诊以来，患者严格遵循医嘱，通过针刺配合中药治疗，在保持原有生活习惯的状态下，体重逐步降低，腰腹部围度减少，长期便秘得到缓解，食欲明显控制，追踪复查血脂恢复正常。

四、西医诊查要点

1. 本例患者为老年男性，在初诊时需做好肥胖症的诊断及并发症评估。目前肥胖症的诊断主要以BMI为标准，此外，根据腰围情况也可做出腹型肥胖的诊断。

2. 对于老年患者，在明确肥胖诊断后，既往病史的采集十分重要，尤其是伴有糖尿病、高血压、心脏病等基础疾病患者。在采集病史过程中，应结合患者年龄、诊疗经过、体格检查及辅助检查等对基础疾病做出评估。本案患者合并脂肪肝、高脂血症病史，应着重关注血脂、肝功能以及腹部B超等检查。

3. 本案患者存在较为严重的膝关节病变，且已年逾七旬，不建议进行强度较大的有氧或阻抗运动，可结合中国传统功法与现代运动中的康复运动进行调整，如五禽戏、八段锦、太极拳等协同治疗。从现代运动角度分析，可把训练重点转移至上肢的训练，并配合膝关节小肌群的训练，逐步恢复膝关节功能。

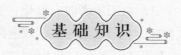

基 础 知 识

1948年，肥胖症正式被WHO列入疾病分类名单，ICD编码为E66。随着人们对肥胖症认识的不断加深，肥胖症的定义也逐渐发生着变化。中华医学会内分泌学分会（CSE）在2011年《中国成人肥胖症防治专家共识》中将肥胖症定义为：指体内脂肪堆积过多和/或分布异常，通常伴有体重增加。肥胖的诊断一般以体重指数BMI和腰围作为主要的衡量指标。

1. 目前国内一直沿用CSE2011版本的肥胖定义，从2011年到2017年间，由于肥胖的人群结构逐渐发生变化，肥胖并发症的发病率逐渐增多，国际上已经逐步更新肥胖的定义，提出肥胖症的诊断标准应从"以体质指数（BMI）为中心"转变为"以肥胖相关并发症为中心"（表4-1）。

表4-1　肥胖症诊断标准

分类	WHO 标准	CSE 标准（2011）
超重	BMI 25.0 ~ 29.9	BMI 24.0 ~ 27.9
肥胖	BMI ≥ 30	BMI ≥ 28
腹型肥胖	腰围： 男＞90cm 女＞80cm	腰围： 男＞90cm 女＞85cm

2. 研究表明，高脂血症和动脉粥样硬化存在一定的相关性，对于特定人群，应当根据《中国成人血脂异常防治指南（2016年修订版）》（以下简称《指南》）给予相应的他汀类降脂药，以预防动脉粥样硬化性心血管疾病产生的可能（表4-2）。

表4-2　他汀类降脂药治疗获益人群建议

分类	4类他汀治疗获益人群	《指南》建议
二级预防	确诊 ASCVD 患者	21 ~ 75 岁的 ASCVD 患者进行高强度他汀治疗；年龄＞75 岁或不耐受高强度他汀治疗的 ASCVD 患者，应接受中等强度他汀治疗

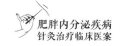

续表

分类	4 类他汀治疗获益人群	《指南》建议
一级预防	原发性 LDL-C ≥ 190mg/dl（4.9mmol/L）者	应予高强度他汀治疗
	不耐受高强度他汀治疗者	应予中等强度他汀治疗
	年龄 40 ~ 75 岁，LDL-C 70 ~ 189mg/dl（1.8 ~ 4.9mmol/L）的糖尿病患者	应予中等强度他汀治疗
	10 年 ASCVD 事件风险 ≥ 7.5%	应予高强度他汀治疗
	无 ASCVD 或糖尿病，LDL-C 70 ~ 189mg/dl（1.8 ~ 4.9mmol/L）且 10 年 ASCVD 事件风险 ≥ 7.5%	应予中等强度或高强度他汀治疗

注：ASCVD，动脉粥样硬化性心血管疾病；LDL-C，低密度脂蛋白胆固醇。

五、中医经典阐释

1. 中医对"膏""脂"早有认识，其中脾的生理功能在其中有着重要的作用，《素问·经脉别论》谓"饮入于胃……揆度以为常也"，强调脾主运化的生理功能，具体分为运化水谷与运化水液。"脾主运化"不仅仅指"消化、吸收"，还包括脾摄取水谷精微，将其进一步转化为精、气、血、津液，内养五脏六腑，外养四肢百骸、皮毛筋肉。所以当脾失健运之后脂质代谢也随之减慢。其中膏浊为病理产物，《中医汇通医经精义·五脏所属》曰："凡膏油皆脾所生之物……脾气足……在内为膏油，在外为肥肉。"浊即精微物质异常沉积，可分为血浊（血小板、纤维蛋白聚集）、脂浊（血脂异常）、蛋白浊（糖化血红蛋白、血清蛋白升高）、尿酸浊（高尿酸血症）等。脾失健运，脾胃壅滞，不化精微，精微堆积，则生病理之膏浊。故有"肥贵人，则高粱之疾也"的说法。

2. 脾虚生痰湿，则运化不得。脾为生痰之源，《诸病源候论·虚劳病诸候》云："劳伤之人，脾胃虚弱，不能克消水浆，故为痰饮也。"本案患者年过八八，肾气虚衰，加上饮食失节，脾气不足，脾肾虚衰而致脾之运化不得；脾喜燥恶湿，水湿内生，困遏脾气，影响正常功能发挥；加之偶过食肥甘厚腻，进一步耗损脾胃功能，脾运失健，水湿积聚致生痰浊（图4-1）。因此，治疗上当以健脾行气，化痰祛湿为法。

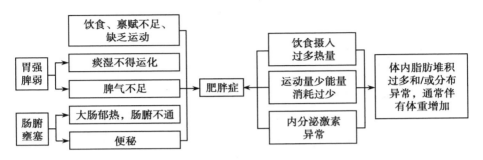

图 4-1 肥胖症病因病机

六、针药运用

1. 在此病案中，患者体胖30余年，以腹部肥胖为主，并伴有脂肪肝，高脂血症。患者年迈体虚，脾肾虚衰而至脾之运化不得，脾喜燥恶湿，水湿内生，困遏脾气，故患者见精神稍疲倦，且食欲一般。又因脾胃功能受损，脾运失健，升清浊、运化水湿等功能受损，致大便秘结不通。

2. 患者辨证为痰湿阻滞证，针灸以健脾养胃，化痰除湿为主，兼行通泻大肠之法，同时配合调泌穴位，以下丘脑调和阴阳、调节内分泌，脑平通经活络、加速腺体分泌激素，增加代谢以控制患者体重。中药方面，方用二陈汤合四苓散加减，治以燥湿化痰，理气和中，利水除湿为主，兼润肠通便。针药并用，双管齐下，疗效甚佳。但随疾病的变化，患者便秘情况改善，针灸及中药处方随之调整，针药同时减少通腑之力，而针灸加强了化痰除湿之效，中药更注重理气和中，这对于年长肥胖症患者尤其重要。

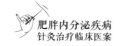
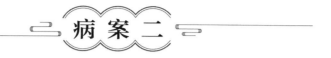

一、案例介绍

王女士，26岁，未婚。

初诊 2018年9月10日。

主诉：近两月体重增加10kg左右。

现病史：患者平素体重在55kg上下波动，体形匀称。近两月饮食缺乏控制，体重迅速增加至65kg，腹部肥胖明显，食欲好，易饥饿，平时运动较少，月经规律，口干，无口苦，眠可，二便调，舌红，苔薄黄微腻，脉弦细。

体格检查：身高169cm，体重65kg，BMI 22.75kg/m²，腰围77cm。

西医诊断：单纯性肥胖。

中医诊断：痰饮（胃肠湿热证）。

针灸治疗：

体针：滑肉门、天枢、大横、水道、曲池、支沟、上巨虚、三阴交、内庭。内庭行泻法，其余穴位以平补平泻为原则，天枢、上巨虚连接电针仪，采用疏密波，强度以患者能一般忍受、不过度为原则。

耳针：神门、三焦、内分泌。直刺2~3分，不行手法。

治疗时间及频次：留针30分钟。每周针刺2~3次。

穴位埋线：中脘、下脘、梁门、天枢、大横、风市、上巨虚。选择PPDO可吸收性外科缝线，长度1.0cm左右，使用一次性无菌注射针头配合平头针灸针，选择适当针刺方向刺入达到所需的深度后，将线体埋植在穴位的皮下组织或肌层内。每两周治疗1次，埋线时应避开经期。

二诊 （2018年9月20日）经过2次针刺、1次埋线治疗后，患者自觉食欲明显下降，腰围变化明显，仍时有口干，舌红，苔白微腻，脉弦滑，体重62kg，腰围74cm，针刺、埋线处方同前。

三诊 （2018年10月12日）患者体重、腰围继续下降，体重58kg，腰围

70cm，BMI 19.6kg/m^2，食欲较前诊稍有增加，二便调，无口干口苦，舌质淡红，苔白少苔，脉弦细。继续针刺巩固治疗：前方去支沟、上巨虚，加足三里、带脉。耳针：去三焦，加脾。嘱患者减少碳水化合物摄入，以植物纤维、蛋白质为主要供能物质，并增加高效率有氧运动，每周3～5次，每次不少于40分钟，注意加强关节保护，定期复查。

二、针灸治疗思路

1. 单纯性肥胖针灸处方组穴为梁门、天枢、水道、上巨虚、曲池。

2. 本案例针灸治疗以泻胃经实热为主，兼化痰祛湿，故选用天枢、水道、上巨虚、曲池等为主穴，内庭重用泻法。需要注意的是，患者短时间内体重大幅波动，为防伤其脾阳，在治疗后期，应减少通泻，以健脾和胃为主。

3. 本案配合穴位埋线治疗，一方面可持续刺激穴位提高疗效，减少食欲；其次可大大减少就诊频率，保证部分患者的依从性。值得一提的是，对于本病案患者皮下脂肪不是特别丰厚的地方，操作时需注意进针的角度及深度，在梁门等部位可提捏局部皮肤平刺进针，避免埋置过深进入腹直肌引起疼痛不适。

4. 耳穴疗法在针灸减肥中起到重要的辅助作用。《灵枢·口问》曰："耳者，宗脉之所聚也。"耳穴与脏腑功能关系密切，耳穴治疗具有调理脏腑、疏通经络、调和阴阳等作用。脾、胃、三焦、内分泌、大肠、丘脑、神门等为减重常用的穴位，每次可选取3～5个穴位进行治疗，耳针刺激性较大，畏惧针刺者可改予王不留行籽贴压。

三、病例回顾

本例为年轻未婚女性患者，由于休假过程中暴饮暴食，饮食摄入严重超标，体重快速增长了10kg，全身围度增加，其中以腰围增加明显，虽然BMI、腰围尚未达到肥胖标准，但因患者从事演艺行业，对形体要求较高，有强烈的减肥意愿。在接受针灸治疗前曾尝试过运动、节食等减肥方法，发现在运动、节食后食欲愈发旺盛，最终未能取得满意的效果，后辗转到我科针灸减肥门诊

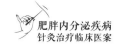
就诊。经过一个月的针刺、埋线治疗，患者形体变化明显，体重减轻7kg，腰围减少7cm，食欲旺盛的情况也得到了很好的控制。

四、西医诊查要点

1. 形体美是现代大多数年轻女性对身材的要求标准，本案例患者BMI、腰围尚在正常范围。如BMI≥28以上，必须进行血糖、胰岛素、血脂、肝功能、肾功能、甲状腺功能等检查，排除相关并发症，如BMI≥24伴有腹围≥90cm以上，也强烈建议检查以上相关基础检查项目。此患者在排除相关并发症基础上首先建议进行生活方式干预，并应贯穿减重过程的始终。

2. 本案患者在接受针灸治疗前已尝试过运动、节食等生活方式干预的方法，但未能获得满意效果，临床医师需评估其生活方式干预方案的合理性，不科学的生活方式调整往往适得其反，如超负荷运动、盲目节食等，均不利于体重的稳定下降。临床医师需结合患者生活饮食习惯、最终目标、有无并发症等情况，制订个性化方案，并在实施后定期随访，根据患者反馈、减重效果、不良反应等作出适时调整。

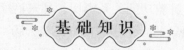

基 础 知 识

生活方式干预主要包括饮食干预、运动干预、行为认知及心理干预等。

1. 饮食干预

包括限制能量平衡膳食、低能量膳食、极低能量膳食、高蛋白膳食、轻断食膳食等。其中以限制能量平衡膳食模式最为常用。限制能量平衡膳食模式主要分为三种类型：①在目标摄入基础上按照一定比例递减（减少30%～50%）；②在目标摄入基础上每日减少2 092kJ左右；③每日供能4 184～6 276kJ。

2. 基础代谢率的计算

在推荐膳食模式或制定饮食处方前，应首先根据患者性别、年龄、职业类别等因素计算出每天所需热量。临床常用HENRY公式计算每天基础代谢率：（年龄18~30岁）男性基础代谢率（kJ/d）=51×体重（kg）+3 500kJ，女性基础代谢率（kJ/d）=47×体重（kg）+2 800kJ；（年龄30~60岁）男性基础代谢率（kJ/d）=53×体重（kg）+3 070kJ，女性基础代谢率（kJ/d）=39×体重（kg）+3 070kJ。亦可行人体成分分析计算个体基础代谢率。每日消耗热量=基础代谢率×活动系数（PAL）（表4-3）。

表4-3 日常活动水平分级

活动水平	事业工作时间分配	工作内容举例	PAL 男	女
轻	75%时间坐或站立 25%时间站着活动	办公室工作、维修电器钟表、售货员、酒店服务员、化学实验操作、讲课	1.55	1.56
中	25%时间坐或站立 75%时间特殊职业活动	学生日常活动、机动车驾驶、电工安装、车床操作、金工切割	1.78	1.64
重	40%时间坐或站立 60%时间特殊职业活动	非机械化农业劳动、炼钢、舞蹈、体育运动、装卸、采矿等	2.10	1.82

3. 运动干预

详见本章病案三。

4. 行为认知干预

行为认知干预应在首次诊疗后即给出指导：①自我监控，包括记录每天摄入量、身体活动以及定期自我称重等；②延长进食时间，嘱患者在食用东西时通过想象食物生长的过程，仔细观察食物外观、食物味道等信息，延长每一次进食的速度；③通过意志力量表测量，了解患者意志力的情况，如患者意志力较差，可配备体重管理专员提供帮助；④在每一次就诊过程中，通过已经达成的阶段性目标，包括减重和维持体重，给予适当的肯定和奖励，建立患者减重信心；⑤养成被动监督机制：通过社交网络平台或者周围圈子进行暴露性打卡，以被动得到周围朋友和家人的鼓励和支持；⑥锻炼形成正念饮食状态：唤醒患者在简单的吃喝中找到快乐的途径，调动患者的全身与心灵一起参与，在整个过程中忘记自己对肥胖产生的自卑、逃避、自暴自弃等心理问题，正确认识自身与食物的关系，从而克服对食物的过度欲望，改变饮食习惯；⑦改变不现实的目标和不准确的减肥信念和身体形象；⑧减重过程中需要社会支持，家人、伴侣、朋友及减重团队的帮助。

五、中医经典阐释

本案患者在短时间内体重迅速增加，食欲难以克制，容易口干，舌红，苔薄黄微腻，脉弦滑，属于典型的胃热表现，病机属实，兼有痰、湿、滞。脾失健运，易生痰湿，加之阳明火热内郁，耗伤津液，痰湿化膏，膏脂瘀积，故见形体肥胖，体重增加。正如《脾胃论》中所说："脾胃俱旺，则能食而肥"，故此类肥胖症的治疗应从调理脾胃入手，先泻胃运脾，后健脾和胃。

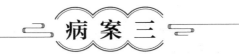

一、案例介绍

黄女士，34岁，已婚，$G_1P_1A_0$。

初诊 2017年7月25日。

主诉：产后肥胖4年余。

现病史：自诉2013年产后体重一直居高不下，产后体重较怀孕前增长15kg。刻下形体肥胖，食欲旺盛，多汗，常觉倦怠乏力，平素生活作息紊乱，常凌晨3～4点睡觉，缺乏运动锻炼习惯，月经规律，小便可，大便烂。舌淡，边有齿痕，苔白微腻，脉弦滑。

体格检查：身高170cm，体重92.7kg，BMI 32.1kg/m²；上臂围35cm，腰围107cm，臀围113cm，腰臀比0.95，大腿围66cm。

辅助检查：2017年7月25日人体成分分析示骨骼肌重量23.6kg，体脂肪重量50kg，内脏脂肪面积592.9cm²，基础代谢率5 402kJ/d；血脂4项示总胆固醇（TC）5.43mmol/L，TG 2.56mmol/L，LDL-C 4.14mmol/L，HDL-C正常；FPG 5.6mmol/L；FINS 227.20pmol/L。

西医诊断：①肥胖症；②胰岛素抵抗；③高脂血症。

中医诊断：痰饮（脾虚湿阻证）。

针灸治疗：

体针：中脘、下脘、天枢、大横、气海、肩髃、足三里、三阴交、梁门。

耳针：神门、三焦、内分泌。

穴位埋线：天枢、大横、带脉、水道、中脘、下脘、气海、风市、足三里。

治疗时间及频次：针灸留针30分钟。每周针刺2～3次。埋线每2周1次。

中药：参苓白术散加减。党参15g，白术20g，黄芪30g，山药20g，茯苓20g，白扁豆20g，薏苡仁20g，荷叶20g，莲子10g，桔梗10g，陈皮10g，砂仁

5g（后下），甘草5g。每日1剂，共5剂。

西药：盐酸二甲双胍（格华止）0.5g，一天2次，连续服用7天。

嘱加强运动，注意调整个人作息及饮食习惯。

二诊（2017年8月4日）针刺3次、埋线1次后，患者自觉食欲稍减弱，仍有疲惫感，运动后明显，大便溏，舌脉同前。继续针刺治疗：初诊处方加水道、水分，耳针、埋线、中药同前。服用二甲双胍后无明显胃肠道反应，改盐酸二甲双胍（格华止）0.5g，一天3次，续服3周。

三诊（2017年8月26日）患者自觉疲惫感较前明显改善，大便成形，食欲较好，复查空腹胰岛素已下降至正常范围，继续使用盐酸二甲双胍（格华止）至3个月。舌质淡红，苔白微腻，脉滑。针刺取穴：膈俞、脾俞、胃俞、大肠俞、三阴交，与前方交替进行。埋线穴位在前方基础上改足三里为丰隆，加局部肥胖阿是穴。

中药：前方去荷叶，黄芪减量至20g，每日1剂，共7剂。

四诊（2017年10月31日）腰腹围明显下降，食欲可控，舌质淡红，苔白，微齿痕，脉滑。2017年10月13日复查血脂4项：TC 4.24mmol/L，TG 1.33mmol/L，LDL-C 2.93mmol/L；空腹胰岛素75.65pmol/L。继续针刺巩固治疗。

二、针灸治疗思路

1. 对于脾虚湿阻型肥胖患者，针刺治疗应以益气健脾、祛痰化湿为治则，实脾土，化痰湿，方能达到满意的效果，故注重使用中脘、气海、足三里、水道、三阴交等穴。胰岛素抵抗是糖代谢紊乱一种表现，胰岛素不能有效地促进周围组织摄取葡萄糖及抑制肝脏葡萄糖输出，当机体储存过多能量而致超重或肥胖时，胰岛素就不能发挥正常的效应。中医理论认为这是由于痰湿过盛，阻滞经脉，以致水谷精微不能发挥其正常的生理功能，形成恶性循环。只有当脾气充足时，才能运化水谷精微，通达周身，调节气血的阴阳平衡。

2. 我们认为膀胱经在本病治疗中具有非常重要的地位。足太阳膀胱经络肾属膀胱，与心脑等脏腑直接发生联络，为一身之巨阳，全身经脉之气均可注入足太阳膀胱经，同时接纳、转输各经之经气，与五脏六腑皆相通，五脏六腑之气又均输注于足太阳膀胱经，从某种意义上讲，足太阳膀胱经是五脏六腑的统领联络经脉。针刺足太阳膀胱经穴位可以振奋阳气，从能量代谢角度来讲就是提高患者的基础代谢率。显然，足太阳膀胱经在肥胖症治疗中的作用不容小觑。

3. 治疗过程中若患者食欲增加明显，一方面注意叮嘱患者控制饮食，另一方面可以采用穴位埋线加强对食欲的控制。埋线以脾经、胃经以及任脉穴位为主，注意避开大动脉、神经干、关节腔等较为危险的区域。本案患者由于腰腹围较大，皮下脂肪层深厚，埋线进针方向以直刺为主，线体埋植深度在1.5寸左右。患者在针刺埋线一段时间之后，出现食欲反弹，选用梁门、中脘等穴位加强食欲抑制，可获得满意的疗效。

三、病例回顾

1. 本案患者于怀孕前已达肥胖标准，怀孕后由于缺乏运动，加上不良的生活习惯，体重更是一度攀升且居高不下，期间接受过代餐、推拿、拔罐等治疗，减肥效果反复。到我科就诊后，除予中药、针刺、穴位埋线及必要的西药干预外，反复叮嘱患者摒弃不良生活习惯，适当增加运动锻炼，建立健康的生活方式。坚持一个月后初获成效，更是坚定了患者继续坚持治疗的信心。

2. 系统治疗3个月后，患者体重、体围发生明显变化（表4-4），实验室指标均恢复正常（表4-5）。7个月后，体重逐步趋于稳定，人体体成分分析显示内脏脂肪明显降低，基础代谢率稳步提升（表4-6）。

表4-4　患者体围变化

项目	7月25日	10月13日
臂围/cm	35	34
腰围/cm	107	99
臀围/cm	113	111
腰臀比	0.95	0.89
股围/cm	66	63
BMI/（kg/m^2）	32.1	29.4

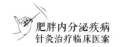
表 4-5　患者实验室指标变化

实验室指标	2017 年 7 月 25 日	2017 年 10 月 13 日	参考值
TG/（mmol/L）	2.56	1.33	0.55 ~ 1.7
LDL-C/（mmol/L）	4.14	2.93	<3.37
TC/（mmol/L）	5.43	4.24	3.38 ~ 5.2
空腹胰岛素/（pmol/L）	227.20	75.65	20.9 ~ 195

表 4-6　患者人体成分变化

人体成分	2017 年 7 月 25 日	2017 年 10 月 13 日	2018 年 4 月 23 日	人体成分变化值
体重/kg	92.7	84.9	78.4	−14.3
脂肪重量/kg	50.0	31.2	24.0	−26.0
骨骼肌重量/kg	23.6	29.7	29.7	+6.1
内脏脂肪面积/cm²	592.9	139.2	95.6	−497.3
基础代谢率/（kJ/d）	5 401.5	6 405.7	6 464.3	+1 062.7

四、西医诊查要点

1. 接诊肥胖患者时，需要对患者进行体形观察，区分其属于哪种体形，如全身型、局部型等。询问病史时需注意：①肥胖发病时间、发病原因，如自幼肥胖、产后肥胖、药物性肥胖等；②肥胖病程，以区别体质性和获得性肥胖；③饮食情况，包括每日主食总量、零食习惯、活动量以及睡眠质量等；④家族史，如直系亲属是否有肥胖，或糖尿病、代谢综合征等病史。

2. 肥胖症的常规检查包括实测体重、身高、体重指数、腰围、腰臀比、脂肪百分率、血压等。根据病史采集及临床判断，可有目的性地进行以下实验室检查：①血脂测定，包括 TC、TG、HDL-C、LDL-C；②血糖测定，包括空腹血糖、空腹胰岛素；有条件者可进行葡萄糖耐量试验、胰岛素释放试验；③甲状腺功能、肝肾功能；④性激素检测，包括卵泡刺激素、黄体生成激素、雌二醇、睾酮、孕酮、催乳素等；⑤腹部 B 超、妇科 B 超等；⑥有条件的单位可行人体成分分析。

3. 本案患者合并胰岛素抵抗的现象，在治疗第一个月予以二甲双胍治疗，及时纠正胰岛素抵抗状态，对后期的减重、预防进一步发展为糖耐量异常有着重要的意义。

4. 对于体重基数大、平素缺乏运动锻炼的肥胖患者，运动方案的制订尤为关键。有氧运动是减肥效果最好的运动之一，但是也常有在坚持"有氧运动"之后，减重效果并不显著的情况，原因在于其进行的有氧运动没有达到要求的强度。有氧运动是指人体在氧气充分供应的情况下进行的体育锻炼，即在运动过程中，人体吸入的氧气与需求相等，达到生理上的平衡状态。有氧运动是以燃烧脂肪供能为主，其燃烧脂肪的效率与所维持的心率成指数关系，即越接近80%最大心率，燃脂越多，减肥效果越好。一般轻体力劳动者在快步走的强度下已经可以达到该心率，在条件允许的情况下，临床医生可建议患者佩戴心率监控设备，保证每一次运动持续的强度。

5. 肥胖人群体力活动的目标包括：减少久坐的行为方式（如长时间看电视、使用计算机）；增加每天的运动量。每周至少150分钟的中度有氧运动（如轻快步行）并应结合每周3次抗阻力运动，以增加肌肉力量。

6. 高效有氧运动以长时间、中等强度、充分氧气供给的运动为主。通过有效的心率监测，控制心率在最大心率的60%～80%；根据运动者具体情况，确定运动时间，一般保持在40～70分钟；根据其运动能力测试结果对运动者进行分级，以制定不同的运动项目和强度，如自重训练、有氧操、跑步、游泳等。

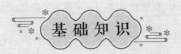

基　础　知　识

1. 基础代谢率（basal metabolic rate，BMR）指人体在清醒而又极端安静的状态下，不受肌肉活动、环境温度、食物及精神紧张等影响时的能量代谢率。基础代谢率是减肥的重要观察指标之一，具体是指其在同等运动强度和饮食热量摄入下，单位时间消耗能量的多少。对于肥胖患者，

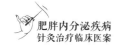

BMR的升高意味着单位时间消耗的能量增加，预示着减肥的良好效果以及体重反弹的低可能性。

2. BMR常见的测量方法包括公式法、电阻法以及间接测热法。其中间接测热法最为准确，但其要求的测量环境较为严格，一般的临床测量难以实现；由于肥胖患者多伴有内分泌等代谢问题，或伴有节食等行为，公式法的适用性也受到限制，故通常临床上使用电阻法测量。在测量基础代谢率时，以清晨、空腹，测量前2小时内不饮水，且排空二便时最为准确。

3. 生活方式干预是目前较有效的提高基础代谢率的方法，拒绝长时间、高强度节食，保证每日蛋白质摄入，进行一定强度的阻抗运动、抗阻力肌肉力量训练增加肌肉含量，是增加基础代谢的主要方法。

五、中医经典阐释

1. 本案患者以体胖、倦怠乏力为主要表现，平素安逸少动，嗜食肥甘。《临证指南医案》曰："湿从内生，必其人膏粱酒醴过度，或嗜饮茶汤太多，或食生冷瓜果及甜腻之物。其人色白而肥，肌肉柔软。"《素问·通评虚实论》曰："肥贵人，则膏粱之疾也。"本案患者由于过食肥甘厚味，导致脾胃运化功能失调，脾精不化而郁滞，以致脾气不足，蕴湿成痰，痰湿膏脂停聚体内而形成肥胖（图4-2）。

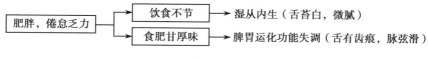

图4-2　肥胖的临床表现及病因病机

2. 中焦不运，脾虚则湿胜。脾土位于人体正中，为阴中之至阴，其功能是将胃消化的水谷精微输送到全身各处，保证各个脏腑的功能正常运行。脾土处于人体中心部位，通常认为上焦为阳，下焦为阴，中焦则是阴阳变化的枢纽，因此其对阴阳的平衡起着至关重要的作用（图4-3）。

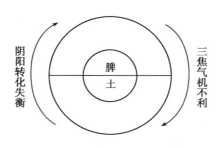

图 4-3 中焦阴阳病机

3. 本案患者产后体重一直居高不下，体形肥胖，平素自觉倦怠乏力，舌淡，有齿痕，为脾气虚之表现，同时大便烂，苔白微腻，脉弦滑则为脾失健运，痰湿内生所致。综上所述，辨证为脾虚痰湿闭阻证，病性属虚实夹杂。治以补虚泻实为原则，以益气健脾，化痰利湿为法。

六、针药运用

1. 本案患者怀孕前已达肥胖标准，怀孕后由于缺乏运动、晚睡等不良生活习惯，导致脾虚湿盛；产后血虚，脾为气血生化之源，进一步加重对脾的消耗。治疗当以益气健脾、祛痰化湿为主。

2. 针灸方面，在初始阶段注重补气健脾，调节脾气运行，利水祛湿，二诊后患者脾虚症状有所改善，加背俞穴以阴阳并补，同时结合穴位埋线，增强刺激力度并延长刺激时间。中药方面，以参苓白术散加减，补中益气，待患者脾胃功能逐渐恢复，稍减量继服以巩固疗效。针灸和中药共同作用，对产后肥胖伴脾虚明显者尤为有效。

参考文献

[1] 中华医学会内分泌学分会肥胖学组. 中国成人肥胖症防治专家共识[J]. 中华内分泌代谢杂志，2011，27（9）：711-717.

[2] GARVEY W T, GARBER A J, MECHANICK J I, et al. American Association of Clinical

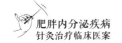

Endocrinologists and American College of Endocrinology Position Statement on the 2014 advanced framework for a new diagnosis of obesity as a chronic disease[J]. Endocr Pract, 2014, 20(9): 977–989.

[3] KRUMHOLZ H M. Treatment of cholesterol in 2017[J]. JAMA, 2017, 318(5): 417.

[4] 中国超重/肥胖医学营养治疗专家共识编写委员会. 中国超重/肥胖医学营养治疗专家共识（2016年版）[J]. 糖尿病天地（临床），2016，10（10）：451-455.

[5] HAYTER J E, HENRY C J. A re-examination of basal metabolic rate predictive equations: the importance of geographic origin of subjects in sample selection[J]. Eur J Clin Nutr, 1994, 48(10): 702–707.

[6] 马克·威廉姆斯，丹尼·彭曼. 正念禅修[M]. 刘海青，译. 北京：九州出版社，2013.

[7] 张佳月，田征文，谭红专. 人类基础代谢率测量方法的研究进展[J]. 中南大学学报（医学版），2018，43（7）：805-810.

[8] 汪锡，王远，许杨，等. 非肥胖健康成人静息代谢率预测公式准确性研究[J]. 北京生物医学工程，2017，36（6）：607-613.

[9] 中华医学会糖尿病学分会胰岛素抵抗学组（筹）. 胰岛素抵抗评估方法和应用的专家指导意见[J]. 中华糖尿病杂志，2018，10（6）：377-385.

[10] 母义明，纪立农，宁光，等. 二甲双胍临床应用专家共识（2016年版）[J]. 中国糖尿病杂志，2016，24（10）：871-884.

第五章　胰岛素抵抗

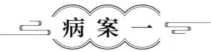

病 案 一

一、案例介绍

陈女士，50岁，已婚，$G_2P_2A_0$。

初诊 2018年4月15日。

主诉： 体检发现血糖升高1月余。

现病史： 患者1月前体检发现空腹血糖及胰岛素升高，平素自觉倦怠乏力，时有口干，纳、眠差，体形肥胖，多汗，大便烂，舌淡嫩有齿痕，苔白腻，脉滑。测量身高为160cm，体重为83.2kg，BMI 32.5kg/m²，腰围107cm。

辅助检查： 2018年3月12日查FPG 6.5mmol/L，FINS 111.4pmol/L，PG2h 10.8mmol/L。

西医诊断： ①胰岛素抵抗；②糖调节异常。

中医诊断： 肥胖症（痰湿困脾）。

针灸治疗：

体针： 内关、中脘、下脘、气海、关元、天枢、大横、足三里、阴陵泉、丰隆、三阴交、丘脑、松果。留针30分钟。每周针刺2～3次。

隔姜灸： 神阙、胃俞、胰俞，灸3壮。每周针刺2～3次。

中药： 六君子汤加减。生黄芪30g，党参15g，陈皮10g，法半夏15g，茯苓30g，白术15g，泽泻15g，砂仁10g（后下），生姜10g，炙甘草10g。每日1剂，早晚温服，共7剂。

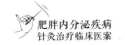
二诊 （2018年4月21日）针刺4天及服用中药7天后，患者疲惫感较前好转，纳、眠转佳，少许烦躁，汗出减少，大便仍烂，舌淡红，苔白微腻，脉弦。针刺初诊处方去气海、关元，加水分、太冲。中药初诊处方基础上加山茱萸10g，枸杞子10g，女贞子10g，每日1剂，共7剂。

三诊 （2018年4月28日）患者纳可，已无明显汗出，大便稍烂，诸症转佳，舌淡红，苔白微腻，脉滑。针刺二诊处方加合谷、滑肉门。复查空腹血糖5.6mmol/L，FINS 83.6pmol/L，效不更方，再予原方7剂。

四诊 （2018年5月4日）复诊时患者已无明显不适，纳、眠佳，二便调，舌淡红，苔薄白，脉滑。继续针刺巩固治疗，针刺处方及操作方法同前。暂不予中药。

五诊 （2018年5月10日）症状同前，舌淡红，苔薄白，脉平和。体重79.7kg，BMI 31.25kg/m^2，腰围103cm。复查测FPG 5.2mmol/L，PG2h 10.4mmol/L，FINS 59.9pmol/L。患者由糖调节异常逐渐改善为糖耐量异常且胰岛素抵抗指数变为正常值，胰岛功能趋好转。嘱患者继续加强体育运动锻炼，加强饮食控制，定期复查。

二、针灸治疗思路

1. 胰岛素抵抗针灸处方组穴：脑平、丘脑、下丘脑、胰俞、脾俞，临床运用随证加减。

2. 本病案患者处于胰岛素抵抗阶段，目前以肥胖为主要表现，针灸治疗可以健脾祛湿，调和阴阳，从而改善人体内分泌失调以调节胰岛素抵抗状态，预防糖尿病发生。中医理论认为"正气存内，邪不可干"，强调人体正气在疾病发生中的重要作用，在治疗中，则注重鼓舞人体正气，以扶正祛邪。胰岛素抵抗相关性疾病在临床主要表现为形体肥胖，中医病机以脾虚湿盛为主，因此在治疗中亦需重视扶助正气，扶正以祛邪。

三、病例回顾

本案为中年女性，体检发现胰岛素抵抗、糖调节异常，经及时、系统诊治，胰岛功能逐渐改善，糖代谢紊乱得以纠正，嘱其严格控制饮食，合理运动，定期复查糖代谢指标，可降低其进展为2型糖尿病的风险。

四、西医诊查要点

1．本例患者胰岛素抵抗指数为4.62，辅助检查提示糖调节异常及高胰岛素血症，可诊断为胰岛素抵抗。胰岛素抵抗是由于多种因素使胰岛素促进葡萄糖摄取和利用的效率下降，机体代偿性分泌过多胰岛素产生高胰岛素血症，以维持血糖的稳定，胰岛素抵抗易导致2型糖尿病。胰岛素抵抗是2型糖尿病病理基础，并与肥胖、高血压、多囊卵巢综合征、代谢综合征、非酒精性脂肪肝等密切相关。

2．糖调节异常（impaired glucose regulation，IGR）包括糖耐量减低（IGT）和空腹血糖异常（IFG），是介于正常血糖与糖尿病之间的中间代谢状态。IGT和IFG是2型糖尿病和心血管疾病的危险因素。IGT和IFG不能互相替代，因为二者分别代表不同状态下的糖调节异常，前者是指餐后状态，后者是指空腹状态。糖调节异常被认为是一种正常人向糖尿病的过渡状态，这部分人虽然现在还未确诊糖尿病，但是将来发生2型糖尿病危险性非常高，处于糖尿病的前期。此外，患者发生心血管病变，如心肌梗死、心绞痛的危险性也大大提高。

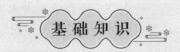

基 础 知 识

胰岛素抵抗（insulin resistance），是指机体的胰岛素靶组织（肝、骨骼肌以及脂肪组织）对胰岛素的敏感性下降，导致胰岛素介导的葡萄糖利用减少。胰岛素抵抗诊断标准参照中华医学会糖尿病学分会胰岛素抵

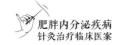
抗学组专家指导意见：采用HOMA模型评价胰岛素抵抗，胰岛素抵抗指
数（HOMA-IR）>2.69，则表明为胰岛素抵抗。胰岛素抵抗指数计算方
法为：HOMA-IR=FPG×FINS/22.5，其中FINS单位为mIU/L［胰岛素
单位换算：1 μIU/ml（mIU/L）=6.965pmol/L］。糖耐量减低（IGT），是
指口服葡萄糖耐量试验（OGTT）中餐后2小时血糖（2hPG）≥140mg/dl
（7.8mmol/L）但<200mg/dl（11.1mmol/L），介于正常糖耐量和达到糖尿
病诊断标准之前的一种高血糖状态。

　　胰岛素抵抗形成的原因较复杂，主要包括遗传因素和环境因素。遗传
因素中包括遗传缺陷、基因突变等。肥胖、吸烟及缺乏运动等可以归结为
环境因素。其中，肥胖是导致胰岛素抵抗的最常见原因，很多肥胖症患者
都会存在不同程度的胰岛素抵抗。然而胰岛素抵抗导致的高胰岛素血症，
促进脂肪合成，又进一步加剧了肥胖。可以说，胰岛素抵抗与肥胖是一个
互为因果的恶性循环。

五、中医经典阐释

　　1. 中医没有胰岛素抵抗的病名，根据本案临床表现，可归属于中医"肥
满""痰饮""膏人""脂人""肥人"等范畴。本病例中医辨证为痰湿困脾，《灵
枢·本脏》记载："脾脆则善病消瘅易伤"；《素问·奇病论》记载："此人必数
食甘美而多肥也……转为消渴。"病理状态下，当各种致病因素影响到脾的运
化功能时，脾失健运，难以将水谷精微"灌溉四旁"，其转输和散精功能减退，
从而产生痰湿、浊瘀等病理产物，精微物质无法布散至肺、胃、肾，使其失去
滋养而阴津不足，由此产生多种病证。肥胖症患者多伴有糖耐量异常及胰岛素
抵抗。胰岛素是人体的一种重要的化学传递物质，从中医角度来说，类似水谷
精微，若脾失健运则传输及散布失常，从而导致相关病证的产生。本例患者饮
食不节，过食肥甘厚腻而又缺乏运动，过度肥胖，痰湿内蕴，直接导致机体吸
收利用水谷精微功能受阻，脾失健运，痰湿中阻，从而出现疲倦乏力，纳差，
便溏等症状。

2. 肝主疏泄，在五行中归属于木。《灵枢·本脏》记载："肝脆则善病消瘅易伤。"若情志失调，肝郁气滞，机体吸收利用水谷精微功能受抑，则吸收利用不畅，而胰岛素类似中医所说的水谷精微，故肝失于疏泄亦会导致胰岛素抵抗（图5-1）。

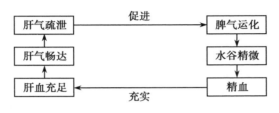

图 5-1　肝脾脏腑关系图

六、针药运用

在此病案中，患者体检发现空腹血糖及胰岛素升高。发病机制为脾虚气弱，运化无力，水湿内停，致使患者体形肥胖，倦怠乏力，便溏；又因津液输布受阻，不能濡养官窍，见口干等。治疗以胰岛素抵抗组穴为主方加减，并以健脾运胃、除湿化痰、益气升阳为治法。胰岛素抵抗患者多数为发病时间较长，存在一定脾虚的表现，应当注意脾肾阳气的补充，可多结合灸法治疗。针对因痰湿困脾所致的胰岛素抵抗，可选用六君子汤加减，中药注重健脾益气，和胃化痰，针灸与中药配合，共奏健脾益气、温补脾肾、化痰祛湿之功。

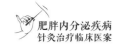
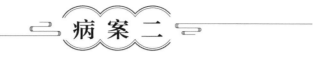

一、案例介绍

李女士，26岁，未婚，G_0。

初诊 2018年3月25日。

主诉： 月经延迟2年余。

现病史： 患者自述月经欠规律，周期延迟2年余，月经周期35～45天，经期持续5～7天，量中等，色暗红，夹血块，时有痛经，伴腰酸乏力，平素怕冷，面部散在痤疮、痘印，黑色素沉着明显，少许脱发，四肢体毛浓密。纳、眠一般，夜尿多，每晚2～3次，大便溏。舌体淡暗有齿痕，苔薄白，脉沉细。末次月经（LMP）2018年3月20日，现已干净。

辅助检查：（2018年3月20日）FPG 5.9mmol/L，FINS 141.4pmol/L。性激素六项示：LH 10.83mIU/ml，FSH 3.20mIU/ml，T 0.76ng/ml，PRG 0.17ng/ml，E_2 155.12pg/ml，PRL 16.2ng/ml。妇科彩超示：双侧卵巢呈多囊样改变，未见优势卵泡；子宫输卵管造影示：双侧输卵管通畅。

西医诊断： ①胰岛素抵抗；②多囊卵巢综合征。

中医诊断： 月经后期（脾肾两虚夹瘀）。

针灸治疗：

体针： 脑平、丘脑、下丘脑、印堂、中脘、下脘、气海、关元、卵巢1、内关、血海、足三里、三阴交、太溪、公孙。留针30分钟。每周针刺2～3次。

西药： 盐酸二甲双胍（格华止）0.5g，每日1次，连续服用7日。

饮食处方： 暂停高碳水化合物主食摄入。

运动处方： 每周运动3次，每次40分钟，平均心率140次/min。

二诊 （2018年4月5日）治疗期间监测排卵，连续针刺2周后，彩超提示双侧卵巢均有卵泡发育，左侧2枚卵泡，右侧1枚卵泡。复查FPG 5.5mmol/L，FINS 114.9pmol/L。腰酸、怕冷等症状减轻，纳、眠可，大便偏烂，小便正常。舌淡红，舌体胖大，轻度齿痕，苔薄白，脉细。初诊针灸处方加阴陵泉，气海加温针灸，排卵后加背部脾俞、肾俞部位艾箱灸。盐酸二甲双胍（格华止）0.5g，每日2次，连续服用7日后加量至0.5g，每日3次。饮食、运动同前。

三诊　（2018年5月4日）患者月经LMP：2018年4月25日，复诊给予原方案继续治疗3个周期，治疗期间嘱患者继续监测排卵，均可监测到优势卵泡生长。月经周期保持在32天左右。饮食同前；运动每周4次，每次50分钟，平均心率为145次/min。

治疗4个月经周期后患者复诊，复查胰岛素等及妇科彩超未见异常。痛经、腰酸、怕冷等症状明显改善，二便调，纳、眠可。

二、针灸治疗思路

本例中，患者诊断为月经后期，辨证为脾肾两虚夹瘀型，针灸当以补肾健脾，活血化瘀，调理冲任为主。治疗过程中，卵泡发育期气海穴采用温针灸，排卵后采用脾俞、肾俞艾箱灸，主要目的是在排卵期和黄体期加强温补作用，促进卵泡生长和发育，达到周期性排卵，艾箱灸还有温肾补肾活血的作用，同时采用分期辨证治疗。经治疗后复查血糖、胰岛素等，以及妇科彩超，均未见异常，胰岛素抵抗较前明显改善，患者诸症状自然而除。本案例辨证治疗后暂时达到排卵的目的，但是应继续跟踪回访，关注胰岛素抵抗问题，患者饮食需要密切配合，稳定胰岛素水平。

三、病案回顾

患者以月经周期推迟为主诉，辅助检查提示多囊卵巢综合征，胰岛素抵抗明显。临床治疗以调整月经周期，改善胰岛素抵抗为目标，约经过半年系统诊治，月经周期逐渐恢复正常，复查各项指标也明显改善。

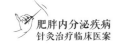
四、西医诊查要点

1．该患者为青年女性，在初诊时需检查胰岛素、性激素水平及妇科B超，以明确诊断。胰岛素抵抗（IR）是多囊卵巢综合征（PCOS）的重要病理基础之一。在年轻的PCOS女性中，高胰岛素血症和糖耐量异常是后期的主要危险因素。

2．高胰岛素血症还可引起卵巢雄激素合成增加，进而导致无排卵、闭经和不孕。许多PCOS患者表现为肥胖，由于体重增加，胰岛素抵抗更为明显（图5-2）。

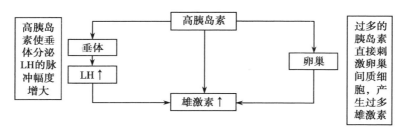

图 5-2　胰岛素抵抗机制

3．二甲双胍适用于治疗肥胖或有胰岛素抵抗的患者。二甲双胍通过增强周围组织对葡萄糖的摄入、抑制肝糖原产生，并在受体后水平增强胰岛素敏感性、减少餐后胰岛素分泌，改善胰岛素抵抗。如月经不恢复，仍须加用孕激素调经。

4．对多囊卵巢综合征胰岛素抵抗的治疗不限于促排卵和妊娠，其涉及的学科远超生殖医学的范畴。诊断明确后，尽早减轻体重，改善胰岛素抵抗能有效改善PCOS患者的代谢综合征及生殖功能，并能起到防治其远期并发症的作用，降低2型糖尿病、高血压、缺血性心脏病、心肌梗死、高脂血症、子宫内膜癌等疾病的发生率并减轻其严重程度。

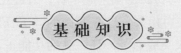

基础知识

1. 根据中华医学会妇产科学分会内分泌学组专家共识，多囊卵巢综合征（PCOS）的诊断标准为：①稀发排卵或无排卵；②有雄激素水平升高的临床表现和/或高雄激素血症；③卵巢多囊性改变；④上述3条中符合2条，并排除其他致雄激素水平升高的病因，包括先天性肾上腺皮质增生、库欣综合征、分泌雄激素的肿瘤等，以及其他引起排卵障碍的疾病，如高催乳素血症、卵巢早衰、垂体或下丘脑性闭经、甲状腺功能异常等。

2. 二甲双胍临床应用专家共识指出：二甲双胍的适应证中不包括PCOS，但可提高PCOS患者的雌二醇水平，改善多毛症，使月经规律，诱导排卵。二甲双胍可作为PCOS合并型糖尿病（T2DM）/糖耐量异常（IGT）患者，生活方式干预（一线治疗）失败或月经不规则且无法应用避孕药（二线治疗）情况下的一种治疗药物。

3. 胰岛素水平异常升高，刺激卵巢分泌过多雄激素，卵巢局部过高浓度的雄激素不仅不能提高颗粒细胞芳香化酶活性及促进雌激素的产生，反而转化为不能芳香化的双氢睾酮，并抑制FSH诱导的芳香化酶活性及颗粒细胞LH受体生成，引起FSH颗粒细胞轴功能低下。卵泡缺乏FSH的刺激，生长速度缓慢，导致窦前卵泡和小窦状卵泡堆积，卵泡不能发育成熟，大量窦状卵泡积聚，形成特有的多囊卵巢的形态。故目前一致认为高胰岛素血症与胰岛素抵抗作为PCOS患者生殖功能障碍与糖代谢异常的病理基础，在多囊卵巢综合征的发生发展中起重要作用，通过改善胰岛素抵抗可以治疗PCOS。

五、中医经典阐释

本案胰岛素抵抗患者以月经后期为主要表现，月经后期属中医学"月经失调""闭经""不孕""癥"等范畴。其中医病因病机如下：

1. 肾虚为本。月经的物质基础来源于肾，月经正常与否与"肾-天癸-冲任-胞宫生殖轴"功能密切相关，这与西医的"下丘脑-垂体-卵巢-子宫轴"功能相似。肾气充盛、天癸成熟及冲任二脉的功能正常，月经才能正常产生，并随之调节，孕育成胎。《素问·上古天真论》云："肾气盛……天癸至，任脉通，太冲脉盛，月事以时下，故有子。"《万氏女科·妇科杂病》："女子无子，多因经候不调。"《妇人规·肾虚经乱》："经候不调，病皆在肾经。"《女科证治准绳·求子》："求子之道，莫先调经。"以上文献均指出肾气盛为月经来潮的关键，月经不调与肾之亏虚紧密相关，"肾主生殖及二阴"，肾藏精、主生长发育、生殖，对女子天癸、冲任、子宫的平衡协调起着至关重要的作用。本病以肾虚为本，导致精血不足，影响他脏或者自身功能，产生痰、湿、瘀等病理产物。

2. 脾为主导。中医学认为脾的主要功能是主运化、升清和统摄血液，与足阳明胃经相互络属。机体的消化功能主要依赖于脾和胃的生理功能。如果脾的功能失调，脾阳虚弱，运化功能低下，精微物质郁积在经络腠理不能被人体利用而转变为痰浊，阻于腠理就会出现肥胖，阻于冲任经络，冲任不通，月经不能正常来潮；脾气虚弱，气血生化不足而血少，冲任失养，血海不盈，则出现月经后期、过少、闭经、胎萎不长、不孕，因此本病常常虚实夹杂。肾为先天之本，主月经和生殖，脾为后天之本，先天的肾气要靠后天脾气运化的精微物质不断充养，主月经和生殖的功能才能正常。肝主疏泄，它的疏泄功能与月经周期和经量的正常密切相关，因此也参与了维持正常月经的过程；肝失疏泄，气机郁滞化火，肝旺克脾，最终影响脾的运化功能，影响月经正常来潮。从以上论述可以看出，不管是肾气不足，还是肝的疏泄失常，最终影响脾的运化，因此脾在PCOS的发病中起主导作用。

3. 总的来说，月经来潮正常与否除了与肾气的充盛有密切关系外，还与脾的统摄、肝的疏泄有着密切关系（图5-3）。因此月经不调的发生与肾、肝、脾三脏功能失调密切相关。PCOS归属于"月经病"和"不孕症"范畴，它的发生机制仍然是肾-天癸-冲任-胞宫生殖轴功能失调，肾、肝、脾功能失常，气血的生化运行失调，血海的蓄溢失常，致冲任亏滞、损伤和不固，而发生月经不调和不孕。

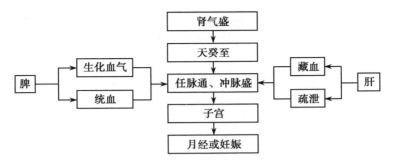

图 5-3　月经与脏腑关系图

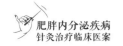
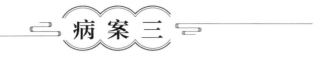

一、案例介绍

赵女士，22岁，未婚，G_0。

[初诊] 2018年5月25日。

主诉：月经量少6月余。

现病史：患者诉近半年学习压力大，逐渐出现经行量少，色暗红，有时色黑，质黏稠，伴小血块，时有腰酸，经期持续3～4天，月经周期尚可，约35天一行。LMP：2018年5月10日，行经症状同前。现症见：形体肥胖（近半年体重明显增加），脱发，神疲乏力，困倦嗜睡，情绪低落，善太息，纳、眠一般，二便调。舌淡，略暗，胖大，有齿痕，苔白腻，脉沉。既往有轻度脂肪肝、乳腺增生病史。

体格检查：身高156cm，体重71.3kg，BMI 29.3kg/m²，腰围100cm，臀围99cm，腰臀比1.01。

辅助检查：2018年5月20日性激素检查示P 0.25ng/ml，E_2 36.00pg/ml，LH 14.21U/L，FSH 6.38U/L，T 0.59ng/ml，PRL 6.40ng/ml，FPG 4.8mmol/L，FINS 127.5pmol/L。妇科彩超示双侧卵巢多囊改变。

西医诊断：①胰岛素抵抗；②多囊卵巢综合征；③轻度脂肪肝；④乳腺增生。

中医诊断：月经过少（肝肾不足，痰瘀互结证）。

针灸治疗：

体针：先行背部腧穴针刺治疗，选穴脑平、丘脑、下丘脑、曲池、肝俞、胃俞、脾俞、肾俞、三阴交；再让患者平卧，改穴位"引气归元"（中脘、下脘、气海、关元）、天枢、大横、带脉、水道、内关、足三里。平补平泻。先行俯卧位留针20分钟，再行仰卧位留针20分钟。每周针刺2～3次。

中药：苍术10g，香附10g，法半夏10g，茯苓15g，陈皮15g，炒白术15g，石菖蒲15g，菟丝子30g，当归15g，桑椹15g，肉桂6g，川芎15g，泽兰10g，炒枳壳10g，炙甘草6g，大枣10g。每日1剂，早晚温服，共7剂。

运动处方：嘱患者每日快走40分钟。

二诊（2018年6月1日）患者神疲乏力、困倦嗜睡等症较前改善，情绪波动后双乳胀痛，舌淡暗，苔薄黄，脉沉。针刺在初诊平卧处方加太冲。中药初诊处方加柴胡10g，黄芩10g，每日1剂，早晚温服，共7剂。

三诊（2018年6月8日）患者胃口转佳，双乳胀痛感减轻，易汗出，动则尤甚，舌淡暗，苔薄白，脉沉。针刺取穴参照首诊俯卧位处方，加肾腺3、次髎、水泉。中药二诊处方去黄芩，加生黄芪15g，每日1剂，早晚温服，共7剂。

四诊（2018年6月27日）LMP：13/6，患者经量较前增多，色暗红，无血块，神疲乏力、困倦嗜睡等症明显改善，时有腰酸，余症悉平。复查FINS、FPG未见异常，体重较前下降3kg，针灸处方同前，停中药汤药，予逍遥丸调之。

二、针灸治疗思路

该患者诊断为肝肾不足、痰瘀互结型胰岛素抵抗，治疗上先选择背部膀胱经腧穴调理气血，补益肝肾，再选择腹部腧穴，调理冲任，促进卵泡发育。本案需注重补益肝肾、活血化瘀、祛痰除湿、疏肝理气及调经相结合，重点在于治疗时机的选择。首诊时患者虚实交杂，但观其神，以虚证为主，当先行补法，滋补肝肾及温中健脾；二诊后患者中气已足，肝郁更为严重，当行泻法以疏肝理气；三诊后患者瘀血未清，当注重活血化瘀，以通经为主。

三、病案回顾

本案是多囊卵巢综合征伴胰岛素抵抗患者，以月经量少、乳房胀痛为主要临床表现。针刺治疗一个周期后初获成效，体重下降明显，月经伴随症状得到明显改善，胰岛素水平恢复正常。后因学业繁忙未能坚持每周2次的门诊治疗，予中成药逍遥丸巩固疗效。

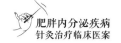
四、西医诊查要点

1. 本例中，患者体形肥胖且存在胰岛素抵抗。目前普遍认为肥胖与非肥胖PCOS患者均有胰岛素抵抗，肥胖是胰岛素抵抗的重要危险因素之一，胰岛素抵抗与继发的高胰岛素血症状态被认为是PCOS的普遍特征。对于PCOS患者胰岛素抵抗的发生不能完全用肥胖来解释，但肥胖可以加重胰岛素抵抗，因此肥胖与PCOS的病理生理机制关系密切。

2. 饮食和生活方式的改变是控制体重的最基本方式，其不但可防止体重正常的女性发生肥胖，而且可控制和减轻已存在超重和肥胖患者的体重。短期内体重减少可减少腹型肥胖、高雄激素血症、胰岛素抵抗的发生，并可改善脂质异、月经周期紊乱、生殖病变和多毛症等。这些短期获益来自于体重的减轻，而不是减少饮食的营养。即使体重减轻不明显，生活方式的变化（如加强锻炼等）也可改善PCOS的症状和指征。然而PCOS患者与其他超重或肥胖患者的不同之处是生活方式和饮食的改变所带来的益处是有限的，患者很难长期维持体重减轻在5%～10%范围内，因此必须应用药物和手术介入治疗来达到减轻体重的目的。

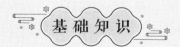
基础知识

　　胰岛素抵抗是指机体的胰岛素靶组织对胰岛素的敏感性下降，导致胰岛素介导的葡萄糖利用减少。胰岛素抵抗的致病机制：在体内脂肪组织、肝脏和肌肉中都存有胰岛素受体。当人体摄入糖和碳水化合物时，胰岛素就会被激活。人体内血糖水平一般保持在一定范围内，中枢神经系统释放控制能量代谢和平衡的信号以维持繁殖、大脑活动等其他功能，都需要胰岛素的参与。当胰岛素受体细胞对胰岛素没有反应时便会出现胰岛素抵抗；胰岛素抵抗会增加葡萄糖的输出，并损害胰岛素抑制肝葡萄糖生产的能力（糖异生作用）。这意味着即使血糖水平已经很高，肝脏也会不断产生葡萄糖，从而导致更多胰岛素的生成，增加胰岛素抵抗。胰岛素抵抗也可发生于脂肪细胞，脂肪细胞不会导致血糖的升高，但血中胰岛素水平升高会促进脂肪的堆积，从而导致体重增加。

五、中医经典阐释

1. 陈文昭在《陈素庵妇科补解·调经门·经水不通有痰滞方论》中提到"经水不通有属积痰者。大率脾气虚，土不能制水，水谷不能化精，生痰不生血。痰久则下流胞门，闭塞不行，或积久成块，占住血海，经水闭绝"，指出脾虚痰瘀夹湿阻滞胞脉而致经水不通。《女科要旨·种子》言"妇人之病，多起于郁"，《傅青主女科·嫉妒不孕》云"妇人有怀抱素恶不能生育者……其郁而不能成胎者，以肝木不舒，必下克脾土而致塞带脉之气既塞，则胞胎之门必闭，精既到门，亦不得其门而入矣"，阐述了肝气郁，气机不畅，疏泄失调，津液聚，气血阻则痰湿血瘀生。

2. 此外，"经水出诸肾"，肾为先天之本，藏精而主生殖，若先天禀赋不足，肾气亏虚，不能生精化血，精亏血少，则易发生月经过少、月经后期、闭经。肝血不足、肾不藏精是排卵障碍的基本病机，痰瘀阻滞胞宫致经血不畅、经量减少，甚至闭经。因此，中医认为肥胖症伴胰岛素抵抗的PCOS基本病机为肝肾不足、痰瘀互结，治疗当补益肝肾、利湿祛痰、化瘀通络（图5-4）。

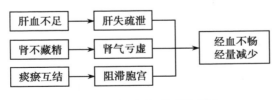

图 5-4　肝、肾与痰瘀关系图

六、针药运用

1. 此病案中，患者月经量少半年余，因近期学业压力增，见经量少而色暗质稠，痰湿内停，阻滞经络，与血相结，使气血运行不畅，血海满盈不足，

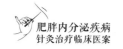
故见上述症状。同时患者体肥神疲，困倦嗜睡，精神欠佳，情绪低落，且伴有纳眠不佳、脱发，乃因脾虚健运失司，痰浊内停。

2. 本案针灸治疗先以阴阳双补为主，配合调泌针法，在治疗过程中，辨清虚实，先补后泻，将补益肝肾、活血化瘀、祛痰除湿、疏肝理气及调经相结合；同时配合中药自拟方，化痰祛瘀、补益肝肾、活血调经。两者结合，需注意将情志的调节贯穿在整个治疗之中，肝气通，气机舒畅，疏泄有道，津液输布正常，气血通达，痰湿血瘀自去。

参考文献

[1] 王启才. 针灸治疗学[M]. 北京：中国中医药出版社，2007.

[2] 谢长才. 肥胖内分泌疾病针灸治疗[M]. 北京：人民卫生出版社，2016.

[3] 陈灏珠. 实用内科学[M]. 11版. 北京：人民卫生出版社，2013.

[4] 王玉兴. 黄帝内经灵枢三家注[M]. 北京：中国中医药出版社，2013.

[5] 张景岳. 景岳全书精选[M]. 上海：上海科学技术文献出版社，1996.

[6] 傅沛藩. 万密斋医学全书[M]. 北京：中国中医药出版社，1999.

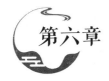

第六章　多囊卵巢综合征

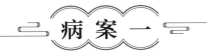

一、案例介绍

赵女士，18岁，学生，未婚，G_0。

初诊 2016年7月25日。

主诉：月经紊乱、推迟5年余。

现病史：自诉13岁月经初潮，自初潮以来，月经稀发，1~3个月一潮，5天干净，量时多时少，血块较多。LMP：2016年6月21日，前次月经（PMP）2016年5月18日。刻下月经周期第35天，月经未至，否认性生活史，形体肥胖，身高160cm，体重66kg，面部痤疮，体毛多，舌淡胖，苔白腻稍黄，脉弦。

辅助检查：（2015年12月）性激素6项检查示雄激素3.32nmol/L；余项符合卵泡期改变。空腹胰岛素、促甲状腺素（TSH）正常。妇科B超提示右侧卵巢多囊样改变。

西医诊断：多囊卵巢综合征。

中医诊断：月经后期（脾虚湿蕴证）。

针灸治疗：

体针：脑平、丘脑、下丘脑、脾俞、肾俞、肾腺3、次髎、三阴交、水泉。毫针针刺，平补平泻，双肾俞、三阴交连接电针仪，采用疏密波，强度以患者能一般忍受、不过度为原则，留针30分钟。隔天针刺，直至月经来潮。

中药：黄芪30g，白术15g，茯苓15g，泽泻15g，决明子20g，枳实15g，当

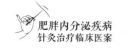

归15g，炒薏苡仁20g，丹参20g，青皮10g，鸡血藤15g。每日1剂，共6剂。

嘱患者调整生活方式，加强运动，适当减重。

二诊 （2016年8月6日）昨日月经来潮，刻下经期第2天，量少，色暗，血块较多，舌淡胖，苔白腻稍黄，脉弦。当日复查性激素6项示LH/FSH 8.60/6.49，T 2.13nmol/L，余项呈卵泡期改变；空腹胰岛素 71.54pmol/L。针刺取穴：脑平、丘脑、下丘脑、中脘、气海、关元、合谷、卵巢1、足三里、三阴交、太冲。双卵巢1、足三里连接电针仪，采用疏密波，余操作方法同前。嘱每天记录基础体温，每周坚持针刺2～3次。

三诊 （2016年9月1日）LMP：2016年8月5日，量少，血块较多，6天干净，基础体温（BBT）见双相体温，初诊以来体重减至64kg，刻下腰酸、乳房胀痛明显，舌淡红，苔白偏腻，脉弦滑。针刺取穴：肝俞、肾俞、肾腺3、次髎、三阴交、水泉。肝俞、肾俞连接电针仪，采用疏密波，余操作方法同前。隔天针刺，直至月经来潮。

四诊 （2016年9月20日）LMP：2016年9月10日，5天干净，量可，月经周期稍延长，睡眠欠佳，余无特殊不适，舌淡红，苔白偏腻，脉弦滑。2016年9月11日复查T下降至1.01nmol/L，继续针灸治疗，取穴：脑平、本神、丘脑、下丘脑、中脘、气海、关元、卵巢1、卵巢2、内关、足三里、太冲。双卵巢1、足三里连接电针仪，余操作方法同前。

坚持治疗6个月后月经基本可规律而至。

二、针灸治疗思路

1. 本案患者为青春期女性，暂无生育要求，针刺治疗以调整月经周期为首要任务，其次是改善肥胖、痤疮等临床症状。调整月经周期的关键在于解决排卵问题。从卵泡发育角度考虑，月经周期依次经历基础卵泡期、优势卵泡期和黄体期。基础卵泡期为月经周期的启动期，此阶段重点在于促进卵泡发育，在穴位选择上常取卵巢1、足三里、三阴交等穴，益气养血，促进卵泡生长；优势卵泡期则以升阳理气、促排为主，常在基础卵泡期的基础上加卵巢2、太冲等穴以益气助阳，促进卵泡发育增大；排卵后即进入黄体期，此期同样重要，为下一周期的卵泡募集做准备，常取脾俞、肾俞、水泉等穴以调理冲任气血，促进子宫内膜脱落，为新一轮卵泡周期进行准备。本案患者兼见乳房胀痛之症，在黄体期加肝俞疏肝理气。此外，综合本案患者四诊表现辨证为脾虚湿蕴，健脾除湿之法贯穿治疗始终，选用脾俞、气海、足三里、三阴交等穴在健脾利湿的同时还可以兼顾调理气血。同时叮嘱患者养成良好的生活习惯，积极配合减重。通过约半年的调治，月经基本可规律而至，月经伴随症状得到明显改善，体重亦有显著下降。

2. 卵泡的正常生长发育及排卵是月经规律而至的先决条件。目前针刺促排的组穴为脑平、本神、卵巢1、卵巢2、三阴交，可补气理气、调理冲任，使卵泡顺利发育，同时具有调节下丘脑-垂体-卵巢轴的神经内分泌功能，促进卵泡生长发育的作用，也是治疗内分泌失调的主要组穴。卵巢1在下腹部，当脐中下3.5寸，前正中线旁开2寸。卵巢2位置与卵巢1平行，旁开1.5寸取之，为卵巢1的辅助穴、加强穴，两穴多在卵泡期，尤其是优势卵泡期合用。女性下腹部肌肉较薄，不宜深刺，操作手法宜轻。

三、病例回顾

本案患者自月经初潮开始即出现月经稀发，监测BBT呈单相体温，提示无排卵。经过约半年的针灸调治，月经周期逐渐恢复至30～35天一潮，BBT见双相体温，说明月经周期逐渐开始建立。不仅如此，通过运用调泌针法组穴，高雄激素血症亦得到明显改善，由3.32nmol/L下降至1.01nmol/L。

四、西医诊查要点

1. 本案患者处于青春期，主要表现为月经周期延长，排除妊娠可能后，首先要考虑是否属于青春期早期尚未能建立月经周期的生理性现象，是否有进行医学干预的需要。

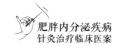

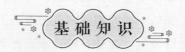

基 础 知 识

　　青春期女性因下丘脑-垂体-卵巢轴功能处于发育阶段，尚不完善，月经稀发多见。约85％女性在初潮第1年的月经都是无排卵的，但绝大部分在初潮后2～3年内能出现规律排卵。故在青春期早期，女性容易出现月经推迟或提前的现象，属于正常情况，无须进行特殊的医学干预。

　　2. 本案患者初潮5年后持续月经稀发，同时伴有高雄激素临床和生化表现（痤疮、多毛、血清雄激素水平升高），应考虑PCOS的可能。初诊时，需详细询问病史，结合患者年龄、诊疗经过、体格检查及辅助检查等作出判断。病史应重点询问月经初潮时间、既往月经情况、家族史及诊疗经过。查体时着重观察是否有痤疮、多毛、黑棘皮、溢乳等表现，注意测量体重、腰围及计算体重指数（BMI）等。BBT、内分泌激素检测、妇科B超检查等均可作为辅助诊断。

　　3. 女性在青春期发育过程中，常出现多卵泡卵巢征及一过性胰岛素抵抗，其生理特征及某些临床和生化表现与PCOS难以区分，造成青春期PCOS的诊断困难。女性一般在初潮后2～3年内能建立稳定的月经周期，对于持续无排卵少女，尤其是有PCOS家族史、青春期前肥胖、月经初潮提早、超重或肥胖、胎儿时生长受限、出生后快速生长或过高出生体质量等高危因素者，应进行PCOS相关筛查。

　　多囊卵巢综合征以月经失调或不孕、肥胖、多毛、痤疮和黑棘皮病为主要临床表现：①月经失调是PCOS最主要的症状，多表现为月经稀发或闭经，也可以表现为不规则子宫出血；②PCOS肥胖以腹型肥胖多见，根据是否伴有肥胖，可分为肥胖型PCOS和非肥胖型PCOS，肥胖型PCOS的代谢紊乱及远期危害比非肥胖型PCOS严重；③多毛以性毛为主，阴毛浓密且呈男性型倾向，延及肛周、腹股沟或腹中线，也有上唇细须或乳晕周围长毛出现；④PCOS高雄激素血症导致油脂性皮肤及痤疮常见；⑤黑棘皮病是PCOS的特征表现之一，是指阴唇、颈背部、腋下、乳房下和腹股沟等处皮肤皱褶部位出现灰褐色色素沉着，呈对称性，皮肤增厚，质地柔软。

就青春期PCOS而言，月经稀发伴高雄激素临床和生化表现是此阶段的特点之一。青春期PCOS高雄激素诊断主要依赖多毛和血清雄激素的测定。对于青春期少女，痤疮非常普遍，并且可能只是一过性现象，因此痤疮不推荐作为青春期PCOS高雄激素的辅助诊断。

五、中医经典阐释

1. 本病案以月经后期、经水时多时少为主要表现，在《妇科玉尺》中属"月水不调"范畴，"经贵乎如期，若来时或前或后，或多或少，或月二三至，或数月一至，皆为不调"，"经不调有三，一脾虚，二冲任损伤，三痰脂凝塞"，"肥硕之人，膏脂充满，元室之户不开，或痰涩壅滞，血海之波不流，故有过期而经始行"。月经不调脾虚痰凝病因病机如图6-1所示。

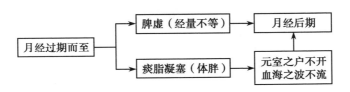

图 6-1　月经不调脾虚痰凝病因病机

2. 本案患者兼见经前乳房胀痛，经色暗，夹有血块，脉象以弦脉为主脉，为肝郁气结、气滞血瘀之象。《万氏女科·经闭》云："忧愁思虑，恼怒怨恨，气郁血滞而经不行。"青春期少女处在生长发育期，符合肝木升发的特点，加之学习压力大，容易出现情志之伤，尤以忧思气结、肝郁气滞多见（图6-2）。

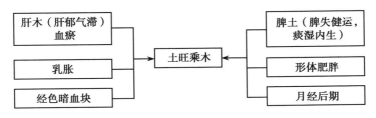

图 6-2　月水不调肝郁气滞病因病机

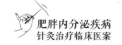
六、针药运用

1. 本案患者以月经推迟为主症，属于中医学"月经后期"范畴。月经推迟、经量时多时少、舌淡为脾虚表现，舌苔白腻、形体肥胖为脾失健运、痰湿内生所致，兼见乳房胀痛、脉弦等肝郁之症。综上所述，辨证为脾虚湿蕴，病性属虚实夹杂。治以补虚泻实为原则，以健脾除湿为法，兼以疏肝解郁。

2. 根据卵泡生长发育周期的变化，针灸治疗选择相应的组穴（详见二、针灸治疗思路）。本案选用脾俞、中脘、足三里、三阴交等穴位，在健脾利湿的同时还可以兼顾调理气血。初诊时因患者月经逾期未至，兼见形体肥胖、面部痤疮、舌淡胖、苔腻等脾虚痰湿症状，故加用中药以加强健脾燥湿、活血调经之功。后依据针刺促排方案进行针灸治疗，结合患者生活方式的调整，疗效渐显，逐步建立规律的月经周期，故未再予中药服用。

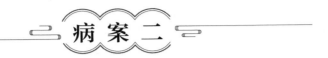

一、案例介绍

卢女士，28岁，未婚，G_0。

初诊　2017年5月13日。

主诉：月经稀发3年。

现病史：患者14岁月经初潮，初潮后月经3个月一行，经量可，近3年来月经4~6个月一潮，经量少，经期持续3天左右。多次于外院就诊，诊断为多囊卵巢综合征，诉人工周期治疗不良反应多（头晕、口干明显），故拒绝西药治疗，间断服用黄体酮出现撤退性出血。现未婚，有性生活史，无避孕，有生育要求。LMP：2017年4月9日（黄体酮撤退性出血），PMP 2016年11月17日，刻下月经周期第35天，带下少，质清稀，疲倦乏力，眠差，手足尚温，二便调，唇色偏暗，舌暗淡，苔薄白，脉沉细。

辅助检查：2016年3月查抗米勒管激素（AMH）11.40ng/ml。2017年3月行OGTT+胰岛素释放试验示FPG 4.93mmol/L，PG2h 8.63mmol/L，FINS 84.23pmol/L，2hINS＞2 008.5pmol/L。PRL、TSH正常。妇科B超示双侧卵巢呈多囊样改变。

西医诊断：①多囊卵巢综合征；②糖耐量异常；③胰岛素抵抗。

中医诊断：月经后期（脾肾两虚血瘀证）。

初诊完善尿妊娠试验检查结果为阴性。

针灸治疗：

体针：脑平、丘脑、下丘脑、内关、中脘、气海、关元、卵巢1、足三里、三阴交。按照平补平泻原则，双卵巢1、足三里连接电针仪，采用疏密波，强度以患者能一般忍受、不过度为原则，留针30分钟。拔针后予双胰俞点刺。

二诊　（2017年6月24日）因工作出差缘故，前段时间未能系统针灸治疗。今日复诊诉月经仍未至，LMP：2017年4月9日（黄体酮撤退性出血）。疲倦乏力、眠差同前。唇舌偏暗，苔薄白，脉沉细。西药：地屈孕酮片10mg，一天2次，连续服用7天。针刺取穴：脑平、丘脑、下丘脑、脾俞、胰俞、肾俞、肾腺3、三阴交、水泉。操作方法同前，肾腺3强刺激，双肾俞、肾腺3连接电针仪，采用疏密波，留针30分钟。胰俞点刺。隔天针灸，直至经期来潮。

三诊 （2017年7月7日）7月5日月经来潮，现值月经周期第3天，量偏少，色暗红，无明显血块，睡眠质量较前改善，时有疲倦乏力感，唇色转红润，脉偏细。针刺取穴：脑平、丘脑、下丘脑、膻中、中脘、气海、关元、卵巢1、足三里、太溪。操作方法同前，双卵巢1、足三里连接电针仪，采用疏密波，隔天针灸。

中药：熟地15g，白芍15g，白术15g，茯苓15g，香附15g，陈皮10g，桑椹15g，丹参15g，菟丝子15g，干姜3g，甘草5g。每日1剂，共4剂。

四诊 （2017年7月20日）LMP：2017年7月5日，色先暗后转鲜红，5天干净。诉最近工作压力大，烦躁明显，易发脾气，乳房胀痛，梦多，舌红，苔薄白，脉弦。针刺取穴：三诊处方去脑平、膻中、足三里、太溪，加卵巢2、本神、内关、阳陵泉、三阴交、太冲。操作方法同前，双卵巢1、本神连接电针仪，采用疏密波，隔天针刺。

五诊 （2017年8月10日）是日见月经来潮，继续针刺巩固治疗。

二、针灸治疗思路

1. 本案患者为育龄期妇女，有生育要求，治疗以促进生育为最终目标。然而当下以月经稀发伴胰岛素抵抗为主要矛盾，故当先调整月经周期，促进排卵，提高胰岛素敏感性。

2. 配穴组穴在本病案中同样重要。脑平、丘脑、下丘脑、胰俞、脾俞配对组穴，用于解决胰岛素异常问题，同时还使用了针刺促排的相关组穴。首诊时判断患者处于卵泡期，取中脘、气海、关元、足三里、三阴交等穴培补先天、后天气血，加卵巢1促进卵泡发育，内关理气安神；二诊月经逾期2个多月仍未至，在纠正胰岛素抵抗的基础上，加上调泌针法月经延后组穴（肾俞、肾腺3、三阴交、水泉等穴）强刺激，以达健脾补肾、益气活血之功；三诊时值月经周期初期，促进新一轮卵泡生长发育的任务刻不容缓，取膻中、中脘、气海调补上、中、下三焦之气，关元、卵巢1培元固本，足三里、太溪补肾健脾，气行则血行，瘀象渐改善，故未取活血化瘀之穴；四诊气血渐补，加卵巢2、三阴交进一步滋养卵泡，患者又受工作情绪影响，若不加强疏导，则易出现经气郁滞，故加太冲、阳陵泉疏肝行气。患者长期睡眠质量欠佳，加用本神、内关以安神助眠。

3. 此案中应用的胰俞，是调泌针法中的调泌穴位之一，位于背部第8胸椎棘突下，旁开1.5寸处，即胃脘下俞，针刺此穴可提高胰岛素敏感性，改善胰岛素抵抗症状。胰岛素抵抗为多囊卵巢综合征发病机制中的核心环节，因此本案治疗的重点在于降低胰岛素值。丘脑、下丘脑、胰俞等调泌穴位的运用使本案疗效事半功倍。

三、病例回顾

本例患者同样也是自月经初潮开始出现月经稀发的情况，青春期月经尚能规律3个月一潮，由于旁人告知属"居经"情况，且无特殊不适，故未进行相关治疗。后月经周期逐渐延迟，并一度出现闭经现象，外院完善相关检查，诊断为多囊卵巢综合征，OGTT试验提示胰岛功能受损，糖耐量降低，考虑患者年轻，无合并其他心血管疾病危险因素，建议先行非药物干预。经过一段时间的针灸调治和生活方式调整，目前患者月经基本可规律而至，后外院复查OGTT试验亦提示胰岛功能较前改善。

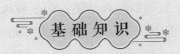

基 础 知 识

居经，即中医的"季经"，指月经定期每3个月来潮一次而无其他症状者，正好是一季，每年来4次，所以也叫四季经。这属正常生理现象，不需治疗，前提是能规律3个月自然来潮一次。类似的情况还有并月，指月经定期两个月来潮一次。

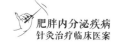

四、西医诊查要点

1. 本案患者于外院诊断为多囊卵巢综合征，长期月经推迟来潮。然而考虑患者为有性生活史的育龄期妇女，无避孕，初诊时月经逾期未至，首先应排除妊娠可能。对于慢性无排卵患者，子宫内膜接受单一的雌激素刺激，长期处于增殖期，无分泌期改变，容易发生子宫内膜病变。西医常采用孕激素撤退性出血的方法改善子宫内膜状态，防止子宫内膜不典型增生，中医往往使用行气活血化瘀类中药或强刺激的针刺手法，促进子宫内膜脱落，预防子宫内膜病变的发生。对于月经逾期未至的育龄期妇女，治疗前常规进行血或尿妊娠试验，排除怀孕可能。

2. 患者病程长，曾多次于外院就诊，结合既往相关检查结果和诊治经过，主要考虑多囊卵巢综合征诊断。因多囊卵巢综合征临床表现具有高度的异质性，因此病史采集显得尤为重要。在问诊时，需着重询问患者的年龄和主诉、月经异常的类型（稀发、闭经或不规则子宫出血）、婚姻状况、生育要求、体重改变、家族史（重点询问家中直系亲属是否有糖尿病、肥胖、高血压、体毛过多以及类似疾病史）、既往相关检查结果、治疗措施及效果。体格检查包括身高、体重、血压、乳房发育、有无触发溢乳、体毛分布、有无黑棘皮病，有条件者更应完善妇科检查。辅助检查方面，常规行性激素检查及妇科B超检查，必要时可完善甲状腺、肾上腺功能等其他检查。

本案患者以月经稀发为主诉，初诊时值月经周期第35天，带下量少质稀提示无排卵，结合AMH值高、妇科B超提示卵巢呈多囊样改变，符合疑似PCOS的诊断。根据症状、体征及辅助检查结果，初步排除库欣综合征、卵巢早衰、高催乳素血症、甲状腺功能异常等疾病可能，基本可明确诊断为PCOS。

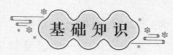

基 础 知 识

1. 白带与月经周期

白带性状随着女性体内雌孕激素的水平改变而改变，故可参考白带的质、量变化推断月经周期。月经干净后，体内雌激素水平降低，宫颈管分泌的黏液很少。随着卵泡发育，雌激素逐渐升高，至排卵期雌激素达到高峰，刺激子宫颈腺体分泌更多黏液，此时的白带量多、透明，如蛋清般具有黏性并呈拉丝状。排卵后孕激素分泌增加，抑制宫颈腺体分泌，此时白带量少、质稠，拉丝度差。月经来潮前盆腔充血，阴道渗出液增多，伴有较多的脱落细胞，故此时的白带量多而浑浊。

2. 认识抗米勒管激素（AMH）

AMH为诊断PCOS的新参考指标，正常值范围为2~6.8ng/ml，AMH数值越高，代表卵泡存量越丰沛，AMH值越低则卵巢功能越差。然而，若AMH值大于6.8ng/ml时，则应考虑有PCOS可能。因AMH在女性体内的主要由卵巢颗粒细胞产生，故不受月经周期影响，随时可检验，更方便临床。

五、中医经典阐释

1.《妇人良方大全·调经门》曰：“肾气全盛，冲任流通，经血既盈，应时而下，否则不通也”，《医学正传·妇人科上》亦云：“月经全借肾水施化，肾水既乏，则经血日以干涸。”本案患者月经初潮时3个月一行经，后月经周期逐渐延迟，符合“肾水乏，经血日以干涸”的特点。肾虚乃经水后期之根本，肾气虚弱无力推动血行，冲任血行迟滞而成瘀，如《医林改错·论抽风不是风》所说：“元气既虚，必不能达于血管，血管无气，必停留而瘀。”因虚致瘀，因瘀又进一步加重虚，形成恶性循环（图6-3）。

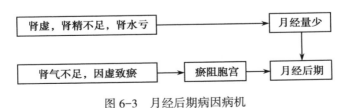

图6-3　月经后期病因病机

2.《脾胃论·脾胃虚实传变论》指出："元气之充足，皆由脾胃之气无所伤，而后能滋养元气。"脾主运化，为气血生化之源，又脾散精，将水谷精微输布全身。若脾胃受损，则元气不能得其养，天癸亦不能得其充，自然经水乏源；同时"散精"之力降低，容易导致水谷精微输布失常。

3. 本案患者以月经稀发为主症，属于中医学"月经后期""经水过少"范畴。月经延迟、经量少、疲倦乏力、舌淡、脉沉细为脾肾两虚表现，气血亏虚，不能濡养心神，故长期眠差，经色、唇色、舌质色暗，为一派血瘀之象，总属脾肾两虚血瘀，治以补肾健脾，活血化瘀为法；后期因工作压力大见烦躁、乳房胀痛等肝郁症状，兼以疏肝。

六、针药运用

本案患者以月经稀发为主症，属于中医学"月经后期""经水过少"范畴。月经延迟、经量少、疲倦乏力、舌淡、脉沉细为脾肾两虚表现，气血亏虚，不能濡养心神，故长期眠差，经色、唇色、舌质色暗，为一派血瘀之象，总属脾肾两虚血瘀，治以补肾健脾，活血化瘀为法；后期因工作压力大见烦躁、乳房胀痛等肝郁症状，兼以疏肝。针灸治疗在促排的基础上，同时把提高胰岛素敏感性、纠正胰岛素抵抗视为治疗重点，重用促排组穴（脑平、本神、卵巢1、卵巢2、三阴交）及胰岛素抵抗组穴（脑平、丘脑、下丘脑、胰俞、脾俞）。中药以健脾补肾为主要治法，根据卵泡发育阶段、患者症状辨证加用疏肝行气、活血化瘀之品。

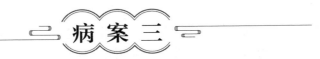

一、案例介绍

欧阳女士，37岁，已婚已育，$G_4P_2A_2$。

初诊 2018年1月29日。

主诉：产后经期延长伴经间期出血1月余。

现病史：患者于2016年9月剖宫产分娩二孩，2017年12月4日恢复月经来潮，量可，色红，5天干净，12月16—19日见少量阴道出血。LMP：2018年1月11日，量、色可，后期点滴淋漓，9天干净。昨日开始见少量褐色阴道分泌物，无腹痛。形体肥胖，BMI 29.8kg/m²，腰围89cm，少许口干，眠差梦多，纳可，大便成形稍黏，舌淡暗，苔薄白，脉沉细。既往有多囊卵巢综合征病史，$G_4P_2A_2$（2008年6月、2016年9月分别行剖宫产，曾分别人流和药流1次）。

辅助检查：2018年1月12日性激素6项示FSH 4.37IU/L，LH 5.45IU/L，P 0.41nmol/L，E₂ 112.10nmol/L，T 0.40nmol/L，PRL 120.70mIU/L。FPG 5.6mmol/L，FINS 55.51pmol/L，TSH、FT₄、抗胸腺细胞球蛋白（ATG）、抗甲状腺过氧化物酶抗体（aTPO）正常。

西医诊断：①多囊卵巢综合征；②异常子宫出血；③胰岛素抵抗。

中医诊断：崩漏（肾虚血瘀）。

针灸治疗：

体针：脑平、神门、印堂、中脘、气海、调气、足三里、三阴交、断红1、隐白。断红1、隐白强刺激，气海、调气施补法，余穴平补平泻，留针30分钟。连续针刺两天，出血停止。

二诊（2018年2月7日）LMP：2018年1月11日，1月28日见少量阴道出血，针刺后出血停止，睡眠稍改善，余症状基本同前。继续针灸治疗，取穴：脑平、膈俞、肾俞、肾腺1、三阴交、水泉。膈俞、水泉施泻法，余穴平补平泻，肾腺1、三阴交连接电针仪，采用疏密波，留针30分钟。隔天针刺，直至月经来潮。

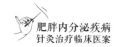
三诊（2018年2月21日）昨日月经来潮，量、色可，刻下腹部少许坠胀感，睡眠尚可，大便稀，舌淡暗，苔薄白，脉沉细。针刺取穴：脑平、印堂、本神、中脘、天枢、气海、关元、卵巢1、三阴交、隐白。隐白点刺，卵巢1、三阴交连接电针仪，采用疏密波，余操作同前，隔天针刺。

四诊（2018年2月28日）LMP：2018年2月20日，现仍有少量淋漓出血，睡眠尚可，大便改善，舌淡暗，苔薄白，脉细。针刺取穴：三诊处方去脑平、印堂，加丘脑、下丘脑、断红1。断红1、隐白强刺激，气海施补法，余穴平补平泻，留针30分钟。连续针刺三天后月经干净收尾。

二、针灸治疗思路

1. 明代方约之提出的"塞流、澄源、复旧"治崩大法指导着针刺治疗功能失调性子宫出血的方案制订。"塞流"即止血，在运用针刺止血时，辨证论治同样重要。出血病机大致可分为瘀和虚两大类，虚以气虚、血虚常见。以瘀为主时，常选用归来、水泉等有活血化瘀功效之穴位；以虚为主时，可使用脑平、气穴、足三里等穴位以益气摄血。在辨证论治的基础上，加用断红1、隐白等穴可获满意的止血效果。在控制出血后，澄源与复旧并重。通过病史采集和辅助检查佐证，基本判断出血是由于卵泡发育不良导致性激素紊乱引起，那么接下来的针灸治疗重点就应该放在促进卵泡生长发育的环节上。根据"三期五治法"辨证治疗，通过数月的调周治疗，出血问题便可得到彻底解决。

2. 加强组穴配穴使用。针刺促排组穴及胰岛素异常针灸组穴在本案中的使用尤为重要。

3. 本病案中，饮食、运动方面需要加强个性化、量化处理，减轻体重对血糖代谢、血脂代谢、内分泌功能恢复起到了至关重要的作用。

三、病例回顾

本案患者同样诊断为多囊卵巢综合征，产前月经基本规律，1～2个月一次，无异常出血情况。产后由于进补及缺少运动，体重居高不下，月经也逐渐出现异常。通过针灸治疗，月经后期淋漓、经间期出血基本得到控制。同时遵嘱减轻体重，体重从原来的77kg减至65kg，腰围减少了10cm。

四、西医诊查要点

1. 多囊卵巢综合征排卵异常多表现为月经稀发、闭经，但同时也可有不规则子宫出血的临床表现，包括月经周期、经期或经量的无规律性，属于功能失调性子宫出血。本案患者自产后恢复月经以来，月经周期延长、经期淋漓不尽合并经间期出血，须注意排除妊娠相关性出血、生殖器官肿瘤、外源性激素等引起的异常子宫出血，有条件者应结合妇科检查、性激素检查及妇科B超检查进行排除。

2. 明确属于功能失调性子宫出血后，接下来应该明确属于有排卵型出血还是无排卵型出血。本案患者月经周期虽略有推迟紊乱，但仍有规律可循，初步考虑属于有排卵型出血。经间期出血及经期延长考虑是由于卵泡发育过缓，雌激素分布不足引起，结合BBT可进一步明确诊断。

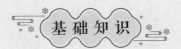

基础知识

1. 功能失调性子宫出血是多囊卵巢综合征的临床表现之一，多表现为无排卵型出血，也有排卵型出血的情况。无排卵型功能失调性子宫出血常见于青春期或围绝经期女性，月经周期及经期长短不一，出血时间可为数天或数十天不等，出血量时多时少，病程较长。BBT测定多为单相型，妇科B超检查可见内膜厚度不定。诊刮所得子宫内膜病理检查无分泌期表现，一般为增殖期，可见不同程度的增生。有排卵型功能失调性子宫出血常见于育龄期妇女，月经有规律可循，BBT测定为双相型。根据出血时间与BBT曲线对照来划分，可分为月经量多与经间期出血两类。后者可根据出血时间进一步分为围排卵期出血、经前出血、月经期长三种。

2. 对于卵泡发育过缓导致的有排卵型功能失调性子宫出血，可在卵泡期使用低剂量雌激素协同FSH促进卵泡发育，或使用氯米芬促使垂体释放FSH和LH，达到促进卵泡发育的目的。对于无排卵型功能失调性子宫出血，西医在止血后一般采用人工周期疗法建立正常月经周期，帮助恢复正常的内分泌功能。人工周期，即雌、孕激素序贯法，是指序贯应用雌、孕激素来模拟自然月经周期中卵巢的内分泌变化，使子宫内膜发生相应变化，引起周期性脱落。适用于青春期及生育年龄功能失调性子宫出血内源性雌激素水平较低者。连续3个周期为一疗程，若正常月经仍未建立，继续重复上述序贯疗法。

3. 对于无排卵型功能失调性子宫出血，子宫内膜长期在雌激素的作用下，容易发生子宫内膜病变，所以还需要使用孕激素来保护子宫内膜，防止内膜病变发生。

孕激素类药物分为三大类：①口服孕激素；②复方口服避孕药（COC）；③曼月乐环。调整月经周期的目的是让患者月经规律，但深层目的是要保护子宫内膜，防止内膜癌的发生，所以补充孕激素，不仅剂量要给足，使用时间也必须达到，才能充分预防子宫内膜癌的发生。口服孕激素推荐地屈孕酮，使用剂量推荐为10~20mg/d，服用7~14天。

复方口服避孕药是目前全球范围广泛使用的高效避孕方法之一，它虽然是雌孕激素复方制剂，但是是以孕激素活性为最强，所以也可以把它看成是高效的孕激素，如妈富隆、达英-35、优思明等，服用方法相同，月经第一天开始服药，每天一片，连续21天。在排除禁忌证后也可以用来调整月经周期，对有高雄激素血症的患者既可降低雄激素水平，又可保护子宫内膜。避孕药所含的为高效的雌、孕激素，故可以抑制性腺轴，抑制卵泡发育，降低LH水平。卵泡膜细胞在LH作用下生成雄激素，雄激素进入颗粒细胞，FSH促进芳香化酶活性，将雄激素转化为雌激素，这是两细胞-两促性腺激素学说，所以使用复方短效口服避孕药将LH降低后，雄激素水平也降低了，可以用于多囊卵巢综合征患者。

曼月乐环即左炔诺孕酮宫内节育系统，主要应用于非器质性病变引起的月经过多。

五、中医经典阐释

1. 本病证属于《诸病源候论·妇人杂病诸候》中"漏下黑候"范畴。《诸病源候论·妇人杂病诸候》还提出"崩而内有瘀血，故时崩时止，淋沥不断"，《寿世保元·崩漏》载"若劳伤冲任，气虚不能制其经脉，血非时而下，淋漓而不断"。本案患者缘房劳胎产损伤肾气，封藏失司，冲任不固，以致胞宫藏泻无期，离经之血妄行于外，积于胞中，久漏终成瘀（图6-4）。

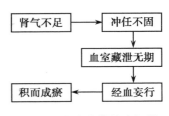

图 6-4 多囊卵巢综合征崩漏病因病机

2. 《医宗金鉴·崩漏总括》云："淋沥不断名为漏，忽然大下谓之崩，紫黑块痛属瘀热，久多缘损任冲经，脾虚不摄中气陷，暴怒伤肝血妄行，临证审因虚细辨，虚补瘀消热用清。"妇人行经之后，淋漓不止，名曰经漏。若其色紫黑成块，腹胁胀痛者，属瘀热。若日久不止，去血过多而无块痛者，多系损伤冲任二经所致。更有忧思伤脾，脾虚不能摄血者，有中气下陷不能固血者，有暴怒伤肝，肝不藏血而血妄行者。临证之时，须详审其因而细细辨之。虚者补之，瘀者消之，治之得法，自无不愈。

3. 本案患者以经间期出血、经期延长为主诉，可归属于中医"崩漏""经期过长"范畴，并在崩漏中进一步划分为"漏下"范畴。经间期、经期淋漓经血色暗量少，舌暗，脉沉细，病机总属肾虚血瘀，治以补肾活血化瘀为法，出血期以塞流止崩为主，血止后澄源复旧并举，重在调经。

参考文献

[1] 薛敏. 实用妇科内分泌诊疗手册[M]. 北京：人民卫生出版社，2015.

[2] 郁琦. 妇科内分泌诊疗指南解读：病案分析[M]. 北京：人民卫生出版社，2013.

[3] 中华医学会妇产科学分会内分泌学组及指南专家组. 多囊卵巢综合征中国诊疗指南[J]. 中华妇产科杂志，2018，53（1）：2-6.

[4] 谢长才. 肥胖内分泌疾病针灸治疗[M]. 北京：人民卫生出版社，2016.

[5] 谢幸，孔北华，段涛. 妇产科学[M]. 9版. 北京：人民卫生出版社，2018.

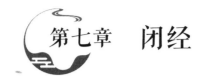

第七章 闭经

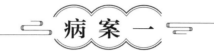

一、案例介绍

曾女士，41岁，已婚、已育，$G_2P_1A_1$。

初诊 2016年7月28日。

主诉：月经延期2年，未至6月。

现病史：患者2年前因精神压力过大开始出现月经延期，延迟2～4个月不等，月经量逐渐减少，血色暗夹小血块。LMP：2016年1月20日，量少，色暗夹血块，至今仍未至，平素烦躁易怒，经前乳房胀痛，经行小腹少许胀痛，纳少，眠差，白带量中。舌暗红，苔薄白，脉弦细。

辅助检查：2016年7月28日性激素检查示FSH 8.89IU/L，LH 6.53IU/L，E_2 24.55pg/ml，P 0.23ng/ml。尿妊娠试验（－）。2016年7月28日妇科彩超示子宫肌瘤，双侧附件未见异常。子宫内膜厚约5mm。正常卵巢滤泡囊肿。

西医诊断：闭经。

中医诊断：闭经（气滞血瘀）。

针灸治疗：

体针：脑平、丘脑、下丘脑、肾俞、肾腺3、次髎、三阴交、水泉。次髎、水泉施泻法，余穴平补平泻，肾腺1、三阴交连接电针仪，采用疏密波，留针30分钟。隔天针刺，直至月经来潮。

中药：桃红四物汤加减。当归10g，川芎15g，桃仁10g，红花10g，香附

15g，枳壳10g，郁金15g，牡丹皮5g，炙甘草10g。每日1剂，共7剂。

西药：地屈孕酮片10mg，一天2次，连续服用7天。

二诊（2016年8月3日）病史同前，月经暂未来潮，近日纳少，眠欠佳。舌暗红，苔微黄，脉弦细。继续针灸巩固治疗，处方同初诊。

中药：当归10g，熟地20g，赤芍15g，柴胡15g，茯苓20g，白术15g，川芎10g，百合10g，炙甘草10g。每日1剂，共7剂。

三诊（2016年8月18日）8月15月月经来潮，量偏少，色暗，夹血块，无明显痛经，经前乳房胀痛较前稍减轻，纳一般，眠欠佳，舌稍暗红，苔薄白，脉弦细。针刺取穴：脑平、下丘脑、膻中、卵巢1、气海、关元、足三里、太冲。卵巢1、足三里连接电针仪，采用疏密波，余穴平补平泻，隔天针刺。

中药：血府逐瘀汤加减。二诊中药方易熟地为生地15g，去茯苓，白术，百合，加牛膝15g，佛手15g，香附10g，桃仁10g，红花10g。每日1剂，共5剂。

四诊（2016年8月24日）LMP：8月15日，持续4天，经后偶有腰酸，现纳、眠改善，舌稍暗红，苔薄白，脉弦细。针灸治疗于三诊处方加肓俞、合谷。

中药：熟地10g，墨旱莲10g，女贞子10g，桑椹15g，巴戟天10g，葛根15g，柴胡15g，白芍15g，枳壳10g，丹参10g，甘草10g。每日1剂，共7剂。

二、针灸治疗思路

1. 月经病的针灸治疗特色在于分期论治，按照调泌针法中的三期五治法进行治疗。本病案中患者约半年月经未至，服用地屈孕酮片后出现撤退性出血一次。

2. 针灸治疗按照黄体期来进行选穴，结合本病案辨证为气滞血瘀，选择背部穴位加水泉治疗。《景岳全书·妇人规》言："欲以通之，无如充之，但使雪消则春水自来……岂知血滞者可通。"对闭经患者分期治疗需要具体情况具体对待，根据基础卵泡期、优势卵泡期、黄体期等，临床运用基础穴位结合辨证选穴。

3. 丘脑、下丘脑是调泌针法中治疗下丘脑性闭经的重要穴位，针刺手法宜轻，促进激素的缓慢释放，同时避免引起头晕、恶心等不适。二诊时患者月

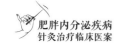
经暂未来潮，继续针刺巩固，处方仍以基础穴位与辨证选穴相结合为原则。三诊时患者月经刚刚结束，血海空虚，卵泡处于募集和选择优化期，此期当以促进卵泡发育为主，卵巢1具有促进卵巢局部发挥自分泌的"微调节作用"，促进卵泡的持续发育。四诊患者处于月经周期第10天，以滋阴补肾、促进卵泡发育为主，稍佐升阳理气，以促进排卵。

三、病例回顾

本病例患者已婚育女性，2年前因工作压力增大开始出现月经逐渐延期，月经量逐渐减少，血色暗夹小血块，自以为是绝经表现，未予重视、未系统诊治，后因体检行性激素检查，发现并未呈围绝经期表现，遂至门诊求助治疗。经针刺结合中药治疗后，月经逐渐恢复来潮，此后每周接受2次针灸治疗，间断服用中药调整，随访半年，经量虽不多，但每月均有月经来潮。

四、西医诊查要点

1. 闭经作为多种疾病的一个共同临床表现，本身并不是一种具体的疾病，但这一名词亦可作为妇科疾病的诊断。在临床诊断时，首先要明确闭经的类型。本案例患者2年前因工作压力增大开始出现月经逐渐后延，经量逐渐减少，血色暗夹小血块，继而6个月前开始出现闭经，故临床中属于继发性闭经。

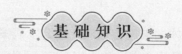
基础知识

闭经的诊断：有性生活史的妇女出现闭经，必须首先排除妊娠，然后进行性激素水平测定以协助诊断闭经的原因。建议停用雌、孕激素类药物至少两周后进行检查。

（1）PRL及TSH的测定：血PRL＞1.1nmol/L（25mg/L）诊断为高PRL血症。PRL、TSH水平同时升高提示甲状腺功能减退引起的闭经。

（2）FSH、LH的测定：FSH＞40IU/L（相隔1个月，两次以上测定），提示卵巢功能衰竭；FSH＞20IU/L，提示卵巢功能减退；LH＜5IU/L或者正常范围提示病变环节在下丘脑或者垂体。

2. 本病的诊断仍须排除其他可能引起闭经的原因。首先，患者已婚育且有性生活，行尿妊娠检查排除怀孕可能；其次，患者否认产后大出血，亦不存在溢乳、甲状腺功能异常、腹痛、低热、原发性生殖器官发育不良等情况，可初步排除高催乳素血症、甲状腺功能障碍、多囊卵巢综合征、肿瘤等全身性疾病及生殖器发育不良等疾病。结合患者性激素检查，E_2与P均在正常范围，可初步排除卵巢病变。通过患者病史采集了解患者发病前有无诱因，可知患者2年前因工作压力增大开始逐渐出现月经周期、经量异常，继而6个月前开始出现闭经，结合实验室检查结果，排除器质性原因，故初步考虑闭经是由过度紧张引起，即下丘脑性闭经中的心因性闭经。

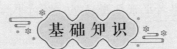

基 础 知 识

功能失调性下丘脑性闭经（FHA）是以促性腺激素释放激素（GnRH）脉冲释放受损为特征、非器质性的、可逆性的闭经，是继发性闭经的最主要类型，占继发性闭经的15%～55%。在除外下丘脑-垂体器质性病变、内分泌疾病（高催乳素血症、肾上腺功能低下或亢进、甲状腺功能低下或亢进）以及全身性疾病后，才能诊断FHA。按照诱因，FHA分为3种类型：精神压力相关的闭经、体重减轻相关的闭经和运动相关的闭经。按照促性腺激素水平，FHA分为促性腺激素正常型和促性腺激素低下型，前者为正反馈缺乏（FSH、LH为正常月经时的早卵泡期水平），后者为促性腺激素非常低下且孕激素撤退试验阴性。其机制可能与应激状态下下丘脑分泌的促肾上腺皮质激素释放激素和皮质激素分泌增加，进而刺激内源性阿片肽分泌，抑制下丘脑分泌GnRH和垂体分泌促性腺激素有关。

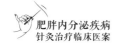
五、中医经典阐述

此患者病情为月经未至,《女科秘要·原经水不行》云:"忧愁思虑,恼怒怨恨,气郁血滞而经不行。"《济阴纲目·论经闭由二阳之病治宜泻心火养脾血》:"盖人有隐情曲意,难以舒其衷者,则气郁而不畅,不畅则心气不开,脾气不化,水谷日少,不能变见气血,以入二阳之血海矣,血海无余,所以不月也。"结合本案病情,图7-1展示了闭经的临床表现和病因病机。

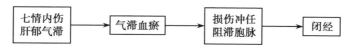

图 7-1　气滞血瘀型闭经临床表现及病因病机

六、针药运用

1. 患者2年前开始出现月经逐渐延期且量少,血色暗夹小血块,3个月前开始出现月经不来潮。患者平素烦躁易怒,经行小腹胀痛。舌暗红,苔薄白,脉弦细。

2. 纵观本案,初诊、二诊的针灸治疗目的在于活血通经,恢复月经之后,三诊、四诊的治疗重点则转移至助养卵泡生长发育上,后期可按照调泌针法"三期"治疗原则进行施治,尽快建立规律的月经周期。"气滞"及"血瘀"是本案治疗关键,故在中药使用方面,根据患者临床症状及月经周期特点,先后使用了桃红四物汤、逍遥散、血府逐瘀汤及自拟补益肝肾组方加减。不难看出,前期的三个方子重在活血化瘀,并同时使用了不少疏肝行气之品,如柴胡、香附等。月事来潮后,月经周期迎来转折点,四诊处于卵泡期,故改用补益类药物以促进卵泡发育。

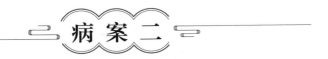

一、案例介绍

李女士，21岁，未婚未孕，G_0。

初诊 2016年4月22日。

主诉：月经停6月余。

现病史：缘患者15岁月经初次来潮，月经不规律，常需药物催经，量少。LMP：2015年11月，量少，3天干净，色暗淡，至今月经仍未至。平素形体消瘦，腰膝酸软，口干烦躁，手足心热，盗汗，眠差，易疲劳，白带量少。舌红，苔少，脉沉细。

辅助检查：性激素检查示FSH 7.47IU/L，LH 6.77IU/L，E_2 106.86pmol/L，余均处于卵泡期正常水平。甲状腺功能5项：T_3 4.1nmol/L，T_4 271nmol/L，FT_3 13.18pmol/L，FT_4 84.65pmol/L，TSH 0.016mIU/L。甲状腺彩超：甲状腺左侧叶内低回声结节，腺瘤可能性大。2016年4月6日妇科彩超：子宫小，发育欠佳（34mm×22mm×31mm），提示幼稚子宫可能，双侧附件未见异常。双侧卵巢所见提示功能衰退可能。

西医诊断：①闭经（继发性闭经）；②甲状腺功能亢进。

中医诊断：闭经（肾阴虚）。

针灸治疗：

体针：脑平、本神、下丘脑、垂体、中脘、下脘、气海、关元、卵巢1、三阴交、照海。双侧卵巢1、三阴交连接电针仪，余穴平补平泻，留针30分钟，隔天针刺。

中药：生地黄15g，白芍15g，香附15g，川芎10g，枸杞子15g，续断10g，杜仲10g，菟丝子15g，炙甘草10g。每日1剂，共7剂。

西药：地屈孕酮片10mg，一天2次，连续服用7天。

嘱患者同时至内分泌科门诊就诊，配合甲状腺功能亢进治疗。

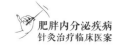

二诊 （2016年5月6日）5月3日月经来潮，量少，色偏暗，现基本干净，仍有腰膝酸软，口干烦躁，手足心热，盗汗较前减少，眠欠佳，疲劳，舌红，苔少，脉沉细。继续针灸巩固治疗：脑平、本神、印堂、关元、子宫、卵巢1、神门、足三里、三阴交、太溪。操作方法基本同前。

中药：生地黄20g，当归10g，白芍20g，葛根10g，香附15g，枸杞子15g，合欢皮15g，茯苓20g，泽兰10g，牛膝10g，柏子仁10g，炙甘草10g。每日1剂，共7剂。

三诊 （2016年5月21日）病史同前，腰部酸软，烦躁少许改善，手足心热，盗汗及疲劳感较前减少，眠欠佳，舌暗淡，苔少，脉沉细。属经前期，针刺取穴：脑平、下丘脑、垂体、肾俞、肾腺3、次髎、三阴交、水泉。次髎、水泉施泻法，余穴平补平泻。肾腺3、三阴交连接电针仪，采用疏密波，留针30分钟。隔天针刺，直至月经来潮。

中药：二至丸加味。熟地黄15g，菟丝子15g，桑椹20g，女贞子10g，墨旱莲10g，肉苁蓉10g，柏子仁10g，莲子心5g，炙甘草10g。每日1剂，共7剂。

四诊 （2016年6月4日）6月1日月经来潮，量较前增多，色暗淡，现未干净，腰部时有酸软，少许烦躁，手足心热减轻，少许盗汗，眠改善。舌暗淡，苔偏少，脉沉细。继续针刺、中药巩固治疗。

二、针灸治疗思路

1. 本病案闭经的病机主要是肾阴虚，表现为卵巢功能异常和甲状腺功能异常，目前针灸治疗方向应该是调节卵巢功能，促进卵巢释放激素水平和甲状腺功能恢复正常。结合多方面考虑，治疗以调泌针法的三期五治法为基础，在基础卵泡期，根据证型进行基本穴位加减治疗。本病案首诊时临床选用促排组穴脑平、本神、卵巢1、三阴交为基础，加中脘、关元、照海等，偏于滋阴清火；二诊月经来潮后选用太溪，偏于补肾填精；三诊时患者处于黄体期，以调泌针法月经延后组穴，即脑平、肾俞、肾腺3穴、三阴交、水泉为基础，加背部穴位，其中水泉穴为足少阴肾经郄穴，主治"女子月事不来"，偏于祛瘀活血；四诊患者阴虚内热症状已经改善，继续针刺巩固治疗。

2. 甲状腺功能亢进属中医"瘿证"的范畴，病机以阴虚火旺为主，治宜滋阴清火。本病案合并甲状腺问题，针灸治疗上以闭经治疗为主，辅以阴虚治疗，临床多取手足三阴经穴位，其中三阴交、太溪滋肾养阴，佐足三里资气生阴长。从西医学的角度观察，针刺作为一种有效的体感刺激，通过多种方式将其刺激转化为生物电活动，激活脑干-网状系统的功能，引起下丘脑-大脑皮质兴奋，有利于中枢神经系统调控功能的正常恢复。甲状腺功能亢进患者使用针灸治疗可以提高其在病理状态下处于抑制状态的下丘脑的兴奋性，增强促甲状腺激素释放激素分泌细胞的分泌活动，从而调控T_3、T_4的合成与释放。

三、病例回顾

本病例患者为未婚未孕女性，15岁月经第一次自然来潮，月经不规律，常需药物催经，量少，6个月前开始出现月经不来潮，平素腰膝酸软，口干烦躁，手足心热，盗汗，眠差，辗转就医服用中药，月经均未来潮。后经检查发现甲状腺功能亢进，予规范甲状腺功能亢进治疗，同时配合针灸、中药调周治疗，月经逐渐恢复来潮。

四、西医诊查要点

1. 通过询问患者月经史、生育史、家族史及损伤史，结合B超、性激素检查，可排除原发性闭经。结合患者症状，及甲状腺功能、甲状腺彩超检查结果，考虑为甲状腺功能亢进所致闭经。

2. 西医认为闭经本身不是一种疾病，而是某些疾病的组成症状之一。TSH、FSH、LH均属垂体分泌的激素，甲状腺功能亢进时由于甲状腺激素分泌过多而导致下丘脑-垂体-性腺轴功能障碍，且伴有多汗、心悸、情绪改变等表现，临床上易导致经量减少、闭经的发生。

3. 对于平素形体消瘦、口干烦躁、手足心热、眠差的闭经女性要完善甲状腺五项和甲状腺抗体相关检查，以排查甲状腺功能异常所致闭经。

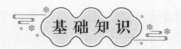

基础知识

1. 甲状腺功能5项检查包括促甲状腺素（TSH）、甲状腺素（T_4）、三碘甲状腺原氨酸（T_3）、游离甲状腺素（FT_4）、游离三碘甲状腺原氨酸（FT_3）。这5种激素受下丘脑-垂体-甲状腺轴的调控，相互之间存在复杂的调控关系。下丘脑调控垂体，垂体分泌TSH，TSH促进甲状腺合成T_3、T_4，但甲状腺分泌的T_3、T_4与蛋白结合存在，并不直接具有生理功能，而真正参与身体代谢的是FT_3和FT_4。

2. 在下丘脑-腺垂体-甲状腺轴调节系统中，下丘脑释放的促甲状腺激素释放激素（TRH）通过垂体门脉系统刺激腺垂体分泌TSH，TSH刺激甲状腺滤泡增生、甲状腺激素合成与分泌，当血液中游离的T_3和T_4达到一定水平会产生负反馈效应，抑制TSH和TRH的分泌，形成TRH-TSH-TH（甲状腺激素）分泌的反馈自动环路，以保持甲状腺激素产生的平衡。甲亢患者的特征是甲状腺素指标升高。该患者FT_3与FT_4明显高于正常值，TSH低于正常值，提示甲状腺功能亢进。

3. 甲状腺功能亢进的治疗方法有药物治疗，手术治疗和碘-131治疗。抗甲状腺药物治疗作为基础疗法可选择口服甲巯咪唑，治疗初期根据疾病的严重程度，甲巯咪唑的服用剂量为每天20～40mg，每天1次或2次（每天总剂量相同）。如果在治疗后的第2周到第6周病情得到改善，可以按照需要逐步调整剂量。之后1～2年内的服药剂量为每天2.5～10mg；该剂量推荐每天1次在早餐后服用，如需要可与甲状腺激素同服。病情严重的患者，尤其是摄入碘引起甲状腺功能亢进的患者，剂量可以适当增加。在甲状腺功能亢进的保守治疗中，甲巯咪唑的疗程通常为6个月～2年（平均1年）。从统计学看，延长疗程可以缓解发病率增长。

五、中医经典阐释

本案属中医"月经未至"范畴。叶天士云："经带之症，全属冲任"，而"冲任之本在肾"。《傅青主女科·调经》曰："经水出诸肾。"《妇人大全良方·调经门》："女子二七而天癸至，肾气全盛，冲任流通，经血渐盈，应时而下，否则不通也。"《医学入门·经候》："妇人以血为主，天真气降，壬癸水合，肾气全盛，血脉流行。"月经的产生以肾为主导，肾藏先天之精，为脏腑阴阳之本生命之源，主生长发育生殖。《素问·六节藏象论》曰："肾者主蛰，封藏之本，精之处也。"所以闭经的基本病机是肾虚。若肾气未盛，精气未充，冲任失于充养，无以化为经血，则发为本病。正如《医学正传·医学或问》云："月水全赖肾水施化，肾水既乏则经水日以干涸。"肾阴虚型闭经的临床表现和病因病机如图7-2所示。

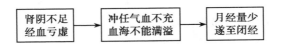

图 7-2 肾阴虚型闭经的临床表现和病因病机

六、针药运用

此病案中，患者自月经初潮起就月经不规律且量少，现停经6月，形体消瘦，易烦躁、盗汗，疲劳腰酸，手足心热，舌苔少，脉细弱为阴虚内热之征。在针灸调周治疗的基础上，根据患者临床症状及辨证要点，治疗重在滋阴、清虚热，临床多取手足三阴经穴位，如三阴交、太溪等。中药则以补肾阴、滋肾水为法。针药合用，共奏滋阴益肾、填精生髓之功。

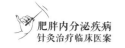

病 案 三

一、案例介绍

赵女士，35岁，已婚，G₀。

初诊 2015年7月30日。

主诉：月经稀发3年。

现病史：患者3年前开始出现月经稀发，60～180天一潮，持续2～3天，既往性激素检测提示卵巢早衰，期间多次于我院妇科门诊求诊，服用中药调理，有时需药物催经，停药后月经闭止。LMP：2015年4月4日，量少，色鲜红，3天干净，平素易出汗，面颊红。舌红少津，苔薄白，脉细。有红斑狼疮病史，目前病情稳定，维持口服激素治疗。

辅助检查：性激素检测示FSH 57IU/L，E_2 54pmol/L，余符合绝经期改变。

西医诊断：①闭经（卵巢性闭经）；②卵巢早衰；③系统性红斑狼疮。

中医诊断：闭经（肾阴虚证）。

针灸治疗：

体针：脑平、丘脑、下丘脑、肾俞、肾腺3、次髎、三阴交、水泉。次髎、水泉施泻法，余穴平补平泻。肾腺3、三阴交连接电针仪，采用疏密波，留针30分钟。隔天针刺，直至月经来潮。

西药：地屈孕酮片10mg，一天2次，连续服用7天。

二诊 （2015年8月17日）8月15日见月经来潮，量少，色鲜红，余无不适。舌红，苔白微腻，脉弦细。针刺取穴：脑平、丘脑、下丘脑、中脘、下脘、气海、关元、卵巢1、内关、足三里、三阴交、照海。操作方法同前，双侧卵巢1、足三里连接电针仪，余穴平补平泻，留针30分钟，隔天针刺。

三诊 （2015年8月25日）病史同前，LMP：2015年8月15日，行经4天，经量偏少，色鲜红，平素汗多，眠差。舌红，苔白微腻，脉弦细。针刺取穴：二诊方去丘脑、下丘脑、足三里、照海，加本神、卵巢2、阳陵泉、太冲。隔天针刺，直至月经来潮。操作方法基本同前。

四诊　（2015年10月5日）昨晚见少量阴道褐色分泌物，今晨月经来潮，继续按照月经周期针刺方案调理。

二、针灸治疗思路

1. 本例患者辨证为肾阴虚证，治以补肾养阴、调理冲任为原则，临证以调泌针法治疗，按照三期五治法分期取穴，注重优势卵泡期的穴位选择，重视丘脑、下丘脑、肾俞与卵巢1、卵巢2的使用，对于丘脑、下丘脑等具有明显的内分泌调节作用，通过调节下丘脑-垂体-卵巢轴的功能及双向调节内分泌腺体的反馈机制，从中枢及局部两个方面调节卵巢内分泌功能，特别是提高卵巢对性腺激素的反应性，进而恢复和改善卵巢功能。

2. 对于本病案的闭经患者，首次就诊时以促进月经来潮为目的，同时注意到患者的卵巢功能方面，以调理冲任气血，助膜生长、调节卵巢功能为主。初诊主穴选脑平、丘脑、下丘脑、肾俞、肾腺3、次髎、三阴交、水泉。其中，调泌针法月经延后组穴，即脑平、肾俞、肾腺3穴、三阴交、水泉。肾俞穴调补肝肾，肾腺3为月经停闭的特效穴，次髎配三阴交调补冲任，加之水泉穴向上资助任冲二脉，共奏调气养血之功。月经结束后患者处于基础卵泡期，针刺取穴以调理气血、促进卵泡发育为出发点，此时多选腹部穴位，二诊以促排组穴脑平、卵巢1、三阴交为基础，使用腹针"引气归元"（中脘、下脘、气海、关元）调脾胃、补肝肾，"以后天养先天"，以达滋阴补肾、促进卵泡发育之功效。进入优势卵泡期，穴位改加阳陵泉、太冲等启动阳气升发，使优势卵泡顺利进入排卵。针刺应以升阳理气、促排为主，此时取阳陵泉、太冲等穴以温阳助气、调理气血。

三、病例回顾

本病例患者既往月经不调病史较久，3年前月经稀发，一年仅有3～4次月经来潮，期间一直辗转就医，效果不佳。平时依赖药物催经，停药则月经不

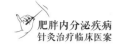
至。接诊后以针灸治疗为主，必要时辅助西药治疗。治疗初期月经量少，周期
较长，约接受1年治疗后，周期缩短至2~3个月一行，经量逐渐增多，约5天干
净，针灸收效良好，暂不需药物催经。

四、西医诊查要点

1. 在临床诊断时，首先要明确闭经的原因及类型。本例患者性激素检查
提示卵巢早衰，伴随月经紊乱甚至闭经来就诊。本案例在临床中属于继发性闭
经，在排除其他类型闭经的前提下可初步判断该闭经是因卵巢早衰所致。

2. 卵巢既是生殖器官，又是内分泌器官，可产生卵子和分泌性激素，以
保障女性的正常生育功能。性腺轴上任何位点的破坏都能导致卵巢功能损伤，
当这种破坏发生在卵巢水平，则会引起促性腺激素水平增高，最常见的表现
便是卵巢功能衰竭。40岁以下的女性闭经时间大于6个月，且伴有两次（两
次间隔时大于1个月）血FSH持续在40IU/L以上，E_2常低于100pmol/L，P低于
2nmol/L，即诊断为卵巢早衰。

3. 导致卵巢早衰的病因非常多，如感染、自身免疫性疾病、医源性因素
及环境和心理因素等。该病例的特点在于既往有红斑狼疮病史。有报道称大约
20%的卵巢早衰女性会伴自身免疫性疾病，这些疾病可发生在卵巢功能不全症
状明显之前，包括自身免疫性甲状腺炎、甲状旁腺功能减低、系统性红斑狼
疮、类风湿性关节炎和1型糖尿病。对于此类疾病应早发现、早预防，当FSH
升高10~20IU/L时，积极行激素替代治疗和中药、针灸治疗，同时改善生活方
式，搭配合理营养膳食以控制疾病发展。因为卵巢功能衰退程度不是一成不变
的，而是一个渐进发展的过程。

4. 对于卵巢早衰且合并其他系统疾病的患者应积极行病因治疗及激素替
代治疗。治疗的近期目的是预防子宫内膜萎缩，改善卵巢功能，争取自然受孕
机会；远期目的是缓解年轻的卵巢早衰患者低雌激素症状，降低心血管发病的
风险，预防骨质疏松和生殖系统萎缩症状。

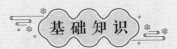

基础知识

1. 临床还可通过评估雌激素水平以确定闭经原因：①孕激素试验，口服地屈孕酮（10~20mg/d），连续10天，若有撤退性出血，说明体内有一定水平的内源性雌激素影响，提示卵巢具有分泌雌激素功能。停药后无撤退性出血者，则可能存在内源性雌激素水平低下或子宫病变所致闭经；②继续行雌、孕激素试验：服用戊酸雌二醇片21天（2~4mg/d），第11~16天后再加用地屈孕酮（10~20mg/d），连续6~10天，停药后无撤退性出血者可确定子宫性闭经，停药后如有撤退性出血者则考虑下丘脑-垂体性闭经或卵巢性闭经。通过测血FSH及LH值，可明确该患者为卵巢性闭经。

2. 临床中对于卵巢早衰疾病应早发现、早治疗，预防子宫内膜萎缩及改善卵巢功能。另外，在卵巢储备功能明显减退之前可进行生育力保护。该方法主要有卵母细胞冷冻、胚胎冷冻和卵巢冷冻。胚胎、卵子（包括成熟和未成熟卵子），抑或是卵巢组织体外冷冻保存，都各具优势。卵子冷冻保存多应用于未婚成年及可进行促排的女性；胚胎冷冻适用于已婚且能进行周期性促排的患者，但该方法涉及伦理问题，且对实验室要求高。卵巢冷冻包括皮质冷冻和整体卵巢冷冻。皮质冷冻后自体或异体移植，或体外培养可以保存生育能力和内分泌功能；整体卵巢冷冻复苏移植则相对困难，目前处于技术摸索中。

3. 冷冻技术的进展使得妊娠以及出生率均有明显提高。然而，仍有一些问题需要改进。比如冷冻保护剂的改进、卵子冷冻的安全性，以及该技术的适应证及适用对象问题一直是伦理争论的焦点。我国辅助生殖机构冷冻技术的经验和成功率与国际先进水平相比尚存在差距，加强内部质量控制及远期效果评估机制仍任重道远。

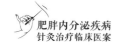

五、中医经典阐释

1.《医学正传·妇人科》:"月水全借肾水施化,肾水既乏,则经血……渐而至于闭塞不通。"《景岳全书·妇人规》:"血枯之与血隔,本自不同。盖隔者阻隔也,枯者枯竭也。阻隔者因邪气之隔滞,血有所逆也。枯竭者因冲任之亏败,源断其流也。凡妇女病损至旬月半载之后,则未有不闭经者。正因阴竭所以血枯。枯之为义,无血而然,故或以羸弱,或以困倦……而经有久不至者,即无非血枯经闭之候。"

2. 卵巢早衰在传统医学中属"闭经""不孕"等范畴。《素问·上古天真论》云:"女子七岁,肾气盛,齿更发长;二七而天癸至,任脉通,太冲脉盛,月事以时下,故有子……七七,任脉虚,太冲脉衰少,天癸竭,地道不通,故形坏而无子也。"这段论述明确地指出了机体生、长、壮、老、已的自然规律与肾中精气的盛衰密切相关。这也是中医学理论中最早对女性生殖过程生理活动的描述。肾中精气充盛,天癸成熟,月经来潮而有子,标志着女性卵巢生殖周期活动的开始;肾中精气衰退,天癸耗竭,月经闭绝,形坏而无子,提示女性卵巢生殖功能衰竭。

参考文献

[1] 谢幸,孔北华,段涛. 妇产科学[M]. 9版. 北京:人民卫生出版社,2018.
[2] 潘立文,丁昭莉,赵桂刚,等. 中医治疗闭经规律探究[J]. 辽宁中医药大学学报,2018,20(6):171-175.
[3] 陈灏珠. 实用内科学:上册[M]. 12版. 北京:人民卫生出版社,2013.
[4] 郁琦. 妇科内分泌诊疗指南解读:病案分析[M]. 北京:人民卫生出版社,2013.
[5] 夏桂成. 中医妇科理论与实践[M]. 北京:人民卫生出版社,2003.
[6] 乔杰,马彩虹,刘嘉茵,等. 辅助生殖促排卵药物治疗专家共识[J]. 生殖与避孕,2015,35(4):211-223.

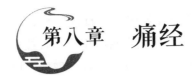

第八章 痛经

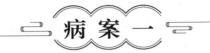

病 案 一

一、案例介绍

黄女士，25岁，已婚，G_0。

初诊 2017年10月12日。

主诉：经期腹痛10年余。

现病史：患者15岁月经来潮，平素月经规律，周期28~32天，经期5~7天，量少，色淡质稀，经期小腹坠胀感，月经将净时明显，痛及腰骶，偶须服止痛药止痛。平素时有头晕，腰膝酸软，面色晦暗，白带量少。LMP：2017年9月19日，月经量少，5天干净，色淡质稀，小腹绵绵作痛，第4~5天尤为明显。舌淡，苔薄，脉弦细。

辅助检查：2017年10月12日妇科彩超未见异常。

西医诊断：原发性痛经。

中医诊断：痛经（肝肾亏虚）。

针灸治疗：

体针：脑平、中脘、下脘、气海、关元、中极、子宫、地机、三阴交、太冲、合谷。三阴交连接电针仪，关元行温针灸法。针刺隔天1次，每次留针30分钟。

中药：山药30g，白芍30g，当归15g，柴胡15g，香附15g，木香15g，枳壳15g，杜仲10g，枸杞子15g。每日1剂，共7剂。

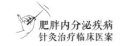

二诊 （2017年10月27日）10月22日月经来潮，经7次针灸治疗后，患者此次经行腹痛较前缓解，不须服止痛药止痛，月经量少，色淡。仍时有头晕，腰膝酸软，舌淡嫩，苔薄白，脉弦细。针刺取穴：脑平、肝俞、肾俞、次髎、十七椎、三阴交、太溪。三阴交连接电针仪，肾俞行温针灸法。隔天针刺1次，每次留针30分钟。

中药：菟丝子10g，杜仲10g，赤芍15g，当归10g，女贞子10g，杜仲10g，熟地10g，阿胶10g，乌药10g，甘草5g。每日1剂，共7剂。

三诊 （2017年11月9日）月经未至，头晕次数较前稍减少，仍腰膝酸软，舌淡，苔薄，脉弦细。继续针刺巩固治疗：初诊处方加印堂以安神定志。隔天针刺，每次留针30分钟。

中药：二诊方加山药30g，以加强补脾、益肺、补肾之用，枸杞子15g滋补肝肾，益母草15g活血通络，熟地加量至20g，增加补血养阴填精益髓之力。每日1剂，共7剂。

四诊 （2017年11月27日）：LMP：2017年11月23日，量较前增多，色淡红，未见明显小腹坠胀感，腰酸、头晕等症状改善，舌淡红，苔薄，脉细。继续按上述针灸、中药方案巩固治疗，每周接受针灸治疗2～3次，每次留针30分钟，间服中药调整。

二、针灸治疗思路

1. 妇科止痛针灸处方组穴：脑平、人中、子宫、三阴交、次髎；黄体萎缩期针灸处方组穴：脑平、丘脑、下丘脑、中脘、肓俞、关元、调气穴、足三里、太冲；基础卵泡期针灸处方组穴：脑平、丘脑、下丘脑、肝俞、肾俞、三阴交、太溪。

2. 初潮后不久或已婚未孕的年轻女性出现原发性痛经多责之于肝肾亏虚，此期因肾气未充，天癸初至或禀赋素弱，肾气不足，冲任气血调和的能力较弱，对于经期及行经前后的急骤变化不能疏通条达，故而发病。其病机特点多为本虚而标实。根据月经周期阴阳变化的特点，采用"三期五治法"的临床指导原则，对于本病案患者，初诊时为月经周期的第23天，处黄体萎缩期（阳藏），黄体萎缩期阳气衰微，以调理冲任气血为主，佐以温灸促阳气生发，取妇科止痛针灸处方组穴合黄体萎缩期组穴加减治疗，诸穴共奏通调气血、兼补肝肾之功。二诊时患者值月经周期的第5天，处于基础卵泡期，针刺应以滋阴补肾、促进卵泡发育为主，选穴以腰部穴位为主，取妇科止痛针灸处方组穴合基础卵泡期组穴加减治疗；诸穴共奏益肾养精补肝之功。

3. 次髎是治疗痛经的特效穴，关于该穴的记载首见于《素问·骨空论》"腰痛不可以转摇，急引阴卵，刺八髎与痛上，八髎在腰尻分间"，穴名首见于《针灸甲乙经》"女子赤白沥，心下积胀，次髎主之"。《素问·骨空论》记载督脉"其络……别绕臀至少阴，与巨阳中络者合少阴上股内后廉，贯脊属肾……"，足太阳膀胱经与督脉别支相合，络肾，与督脉、肾关系密切。针刺足太阳膀胱经的次髎穴可激发阳气以温暖胞宫，通过疏通冲任从而使胞脉通畅，临床可以采用灸法、火针、穴位注射等方法。

4. 从解剖学角度看，次髎正对第二骶后孔处，深层有第二骶神经。深刺可触及盆腔神经丛，可调节盆腔脏器功能，解除子宫平滑肌痉挛；通过刺激穴位使体内脑啡肽的含量升高，提高痛阈，还可使脊髓背角发生节段性抑制，从而影响痛觉信号进一步向上传递，达到止痛的效果。电针刺激次髎穴的效应可能从骶后神经的传入纤维传入，经脊上中枢的整合作用后再经交感干传出而影响子宫活动。

三、病例回顾

本病例患者为育龄期女性，15岁月经来潮后开始出现痛经至今，每次月经量少，色淡质稀，平素时有头晕，腰膝酸软，面色晦暗，辗转就医服用药物治疗，痛经未见明显改善。经针刺结合中药治疗后，痛经症状明显改善。此后每周约接受针灸治疗2～3次，配合中药调理，随访半年经行腹痛已基本缓解。

四、西医诊查要点

育龄期妇女经行腹痛需考虑原发性痛经与继发性痛经可能。原发性痛经是

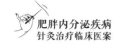

指生殖器官无器质性病变的痛经。继发性痛经是指由于盆腔器质性疾病引起的痛经，重点考虑子宫内膜异位症、子宫肌腺病、盆腔炎性疾病引起的疼痛。通过详细询问患者痛经初始时间、痛经性质及彩超检查结果，初步考虑为原发性痛经。

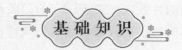

基 础 知 识

　　西医学认为原发性痛经的发病机制比较复杂，与内分泌、情绪、运动、饮食习惯及环境等相关。其中，内分泌因素包括前列腺素、催产素、血管升压素、雌二醇、内皮素、β-内啡肽等。原发性痛经的疼痛与子宫肌肉活动增强所导致的子宫张力增加和过度痉挛性收缩有关。子宫合成和释放前列腺素增加，是原发性痛经的重要原因，前列腺素过度生成和释放是导致痛经的关键因素。β-内啡肽是目前公认的对疼痛进行调整的抑制神经递质，子宫是β-内啡肽的靶器官，其参与子宫功能活动的调节，黄体期β-内啡肽水平的降低导致子宫功能活动失常，成为疼痛的原因之一。

五、中医经典阐释

　　《傅青主女科·调经》曰："妇人有少腹疼于行经之后者，人以为气血之虚也，谁知是肾气之涸乎！夫经水者，乃天一之真水也，满则溢而虚则闭，亦其常耳，何以虚能作疼哉？盖肾水一虚则水不能生木，而肝木必克脾土，木土相争，则气必逆，故尔作疼"，"妇人有经前腹疼数日，而后经水行者，其经来多是紫黑块，人以为寒极而然也，谁知是热极而火不化乎！"又曰："妇人有经水将来三五日前而脐下作疼，状如刀刺者；或寒热交作，所下如黑豆汁，人莫不以为血热之极，谁知是下焦寒湿相争之故乎！"《景岳全书·经期腹痛》："经行腹痛，证有虚实。实者或因寒滞，或因血滞，或因气滞，或因热滞；虚者有因血虚，有因气虚。"肝肾亏虚型痛经的临床表现和病因病机如图8-1所示。

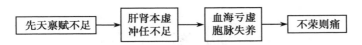

图 8-1 肝肾亏虚型痛经临床表现和病因病机

六、针药运用

针对肝肾亏虚的痛经，本病案用调肝汤加减，调肝汤见于《傅青主女科》。本病案患者黄体萎缩期（阳藏）阳气衰微，以调理冲任气血为主；基础卵泡期以滋阴补肾为主，同时配合行气止痛、温肾散寒药，共奏补肝益肾、滋阴养血之功。对于本病案患者的针灸、中药治疗，结合月经周期阴阳变化的特点，采用"三期五治法"的临床指导方案，临床上取得了较好的疗效。

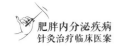

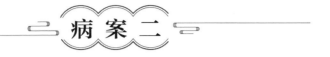

一、案例介绍

吴女士，35岁，已婚、已育，$G_1P_1A_0$。

初诊 2015年1月18日。

主诉：经行腹痛1年余。

现病史：患者1年前剖宫产后开始出现经行小腹疼痛，常在经前一周开始，疼痛呈进行性加重，痉挛性疼痛，得热痛减，月经结束后痛止。伴月经量较前增多1倍，经期延长至9天，偶有月经前后点滴出血。LMP：2015年1月7日，量中，8天干净，色暗，夹血块，平素畏寒肢冷，纳、眠可，小便正常，大便稀。舌暗，苔白，脉沉紧。

辅助检查：2015年1月18日妇科B超提示子宫腺肌病样改变，双侧附件未见异常。

西医诊断：子宫腺肌病。

中医诊断：痛经（寒凝血瘀证）。

针灸治疗：

体针：脑平、丘脑、下丘脑、中脘、气海、关元、中极、归来、足三里、三阴交。双侧次髎火针点刺后，余穴毫针针刺，关元用温针灸，双侧三阴交连接电针仪。隔天针刺，每次留针30分钟，连续治疗7次。

火针点刺操作方法：局部穴位常规消毒，用火烧红的针尖对准穴位或病灶快速刺入后迅速出针，整个进针过程非常快捷和短暂，仅用1/10秒便完成针刺操作过程，治疗后嘱患者局部防水，忌食发物。

中药：吴茱萸10g，当归10g，赤芍10g，肉桂5g（焗服），阿胶10g（烊化），姜黄5g，艾叶20g，炙甘草10g。每日1剂，早晚温服，共7剂。

二诊 （2015年2月2日）月经暂未至，稍感小腹疼痛，以胀痛为主，畏寒肢冷较前稍改善，大便稀，舌暗，苔白，脉沉紧。针刺治疗：脑平、中脘、下脘、气海、关元、中极、子宫、地机、三阴交、太冲、合谷。双侧次髎火针点刺后，余穴毫针针刺，关元用温针灸，双侧三阴交连接电针仪，采用疏密波，强度以患者可以承为度。嘱患者每天至门诊针刺治疗，每次留针30分钟。

中药：初诊方加柴胡10g、桃仁10g、红花10g，去阿胶。每日1剂，共7剂。

三诊 （2015年2月17日）患者2月8日月经来潮，月经量中，7天干净，色暗，少许血块，腹痛较前明显减轻，畏寒肢冷较前进一步改善，大便稍成形，舌暗，苔白，脉沉紧。针刺治疗：取初诊方加血海以养血调经。操作方法同前，关元行温针灸。隔天针刺。中药在前方基础上当归加量至15g以增强补血活血、调经止痛之功。每日1剂，共7剂。

四诊 （2015年3月4日）病史同前，月经尚未至，稍感下腹部及腰骶部胀痛，略感畏寒肢冷，大便成形，舌暗红，苔白，脉沉。继续按照上述针灸、中药方案巩固治疗，每周接受针灸治疗2~3次，每次留针30分钟，间服中药调整。

二、针灸治疗思路

1. 本病案中痛经的中医病机主要是寒凝血瘀，结合月经周期阴阳变化的特点，采用"三期五治法"的临床指导原则。本患者初诊时为月经周期的第11天，处优势卵泡期，针刺应以升阳理气主，配合温针灸关元可温补下焦阳气；火针点刺以达温通胞宫、散结消癥之功效。二诊时患者值月经周期的第25天，处黄体萎缩期，以调理冲任气血为主，佐以温灸促阳气生发，取妇科止痛针灸处方组穴合黄体萎缩期组穴加减治疗，电针刺激三阴交调补肝、脾、肾三经经气；诸穴共奏通调气血、兼补肝肾之功。

2. 次髎穴为痛经特效穴，为八髎中二穴，《针灸大成》载："八髎总治腰疼痛。"痛经病位在胞宫，与冲任二脉及肝肾关系密切，冲任经脉瘀阻，经血运行受阻致小腹疼痛。次髎穴位于腰骶部，毗邻胞宫，刺之可调理冲任二脉经气，使气血运行通畅，同时激发阳气以暖胞宫。另外，在整个针灸治疗过程中，地机穴的使用频率较高，因为该穴为足太阴脾经郄穴，"阴经郄穴治血证"，且足太阴脾经循行少腹部，故针之可调血止痛经。

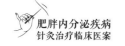
三、病例回顾

本病例患者为已婚育女性，1年前因剖宫产后开始出现经行小腹疼痛，疼痛呈进行性加重，辗转就医，效果不佳。经针刺结合中药治疗后，痛经逐渐得到改善，此后每周接受针灸治疗2～3次，间服中药调整，随访半年，虽偶有腹痛，但痛势大减。

四、西医诊查要点

1. 在诊断时，首先要明确痛经的类型。本案患者产前无痛经表现，自剖宫产后开始出现痛经，应考虑继发性痛经可能。继发性痛经常有生殖器官器质性病变病史及体征，多发生于已婚妇女。详细询问月经史及生育史，患者1年前剖宫产术后开始出现经行腹痛，疼痛常在经前一周开始，月经结束后痛止，疼痛程度呈进行性加重，伴月经量增多。根据疼痛初发的诱因及疼痛的特点，考虑剖宫产术后子宫受损导致痛经可能性大。遂完善患者子宫彩超，提示子宫腺肌病改变。

2. 该病的治疗应视患者的症状、年龄和生育要求而定。症状较轻、有生育要求的可注射促性腺激素释放激素激动剂，该治疗方法短期治疗效果明显，但长期应用可引起低雌激素症状，且停药后易复发；手术治疗方法包括病灶挖除术及子宫全切术。对于年轻或希望生育的患者可行病灶挖除术。

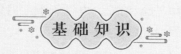

基础知识

子宫腺肌病是指子宫内膜腺体和间质存在于子宫肌层中，伴随周围肌层细胞的代偿性肥大和增生。目前引起子宫腺肌病的病因主要有以下五种：与遗传有关；损伤，如刮宫术和剖宫产；高雌激素血症；病毒感染；生殖道梗阻，使月经时宫腔压力增大，导致子宫内膜异位症到子宫的肌层，这也是引发子宫腺肌病的重要原因之一。子宫腺肌病病理上分为两种：弥漫型和局限性。弥漫型：子宫呈均匀性增大，剖面可见子宫肌壁显著增厚；局限型：异位子宫内膜呈局限性生长，形成结节或团块。妇科检查可发现子宫呈均匀性增大或有局限性结节隆起，质硬而有压痛，经期时尤为明显。

五、中医经典阐释

此患者病情为经期腹痛，《景岳全书·经期腹痛》云："经行腹痛，证有虚实。实者或因寒滞，或因血滞，或因气滞，或因热滞；虚者有因血虚，有因气虚。然实痛者，多痛于未行之前，经通而痛自减。虚痛者，于既行之后，血去而痛未止，或血去而痛益甚。"寒凝血瘀型痛经的临床表现和病因病机如图8-2所示。

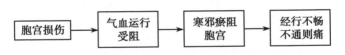

图8-2　寒凝血瘀型痛经的临床表现和病因病机

六、针药运用

本病案中痛经的中医病机主要是寒凝血瘀，因寒客冲任、与血相搏，以致子宫、冲任气血失畅，经前、经期气血下注冲任，子宫气血更加壅滞，"不通则痛"。本案针灸根据"三期五治法"的临床指导原则施治，建立规律的月经周期，从而改善痛经症状。中药选用《金匮要略》中的温经汤加减治疗，以温经散寒，养血祛瘀为法，根据卵泡发育阶段、临床症状辨证加用疏肝行气、活血化瘀之品。针灸、中药共用，共奏温经散寒，养血调经之功效。

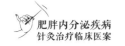
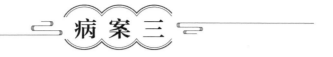

一、案例介绍

吕女士，38岁，已婚，$G_1P_1A_0$。

初诊 2017年8月10日。

主诉： 发现子宫肌瘤2年，痛经1年。

现病史： 患者两年前体检发现子宫肌瘤，大小约20mm×23mm，当时无明显不适，医嘱定期观察。近1年开始出现痛经，经前、经期间小腹绵绵作痛，坠胀感明显，月经量偏多，色暗，夹血块，7天干净，周期尚可，LMP：2017年7月14日，经前5天开始小腹略疼痛，伴明显坠胀感，持续至月经来潮第3天，经量多，色暗，易腰酸，近复查子宫肌瘤大小约41mm×45mm。舌质暗红，苔白腻，脉弦细。

西医诊断： ①痛经（继发性痛经）；②子宫肌瘤。

中医诊断： 癥瘕（瘀血阻络证）。

辅助检查： 妇科B超示子宫后位，子宫后壁见一低回声团，大小约41mm×45mm，提示子宫肌瘤。

针灸治疗：

体针： 脑平、印堂、气海、关元、归来、血海、合谷、太冲。毫针针刺，气海穴采用连续捻转手法，使针感向下腹部、会阴部放射。气海或关元行温针灸，余穴按照平补平泻原则，隔天针刺，每次留针30分钟，直至月经来潮。

二诊 （2017年8月18日）针灸三次后月经来潮，现值经期第一天，小腹隐隐作痛，伴下腹坠胀感，经量多，夹血块，怕冷，舌暗红苔白，脉弦细。针刺取穴：脑平、膈俞、三焦俞、外关、肝俞、肾俞、次髎、十七椎、三阴交。双侧三阴交连接电针仪。隔天针刺，每次留针30分钟。

三诊 （2017年8月31日）LMP：2017年8月18日，6日干净，诉针灸后痛经缓解，现偶有腰酸，舌暗红，苔白微腻，脉弦。针刺取穴：脑平、子宫、中脘、关元、中极、血海、三阴交、合谷、太冲。隔天针刺，每次留针30分钟。

四诊（2017年9月15日）LMP：2017年8月18日，刻下月经尚未至，小腹少许坠胀感，余无特殊不适，继续针刺调理。针刺取穴：脑平、印堂、中极、归来、内关、三阴交、太冲、次髎。双侧次髎火针点刺后，余穴毫针针刺，双侧三阴交连接电针仪，每天针刺，每次留针30分钟，连续5日。9月19日月经来潮，诉无明显痛感。

二、针灸治疗思路

1. 卵泡的生长发育异常为月经病的重要原因，针刺治疗月经病应以调节卵泡的生长发育为主，结合月经周期阴阳变化的特点，采用"三期五治法"的临床指导方案以指导月经病的临床治疗。基础卵泡期约在月经周期的第1～10天，针刺应以滋阴补肾、促进卵泡发育为主，选穴以腰部穴位为主。优势卵泡期约在月经周期的第11～13天。此期卵泡液急剧增加，卵泡体积显著增大，针刺应以升阳理气、促进排卵为主，选穴以腹部穴位为主。黄体期〔黄体形成期（阳收）、黄体萎缩期（阳藏）〕在月经周期的第15～28天。黄体形成期（阳收），阳气始衰，以滋阴潜阳，助膜生长为主，选穴以腰背部穴位为主。黄体萎缩期（阳藏），阳气衰微，以调理冲任气血为主，佐以温针灸促阳气生发，为下个周期卵泡发育做准备。选穴以腹部穴位为主。根据疾病所处阶段选择相应组穴配合妇科止痛针灸处方加减，调节卵泡的生长发育，从而达到治疗月经病的目的。

2. 本案病机总属冲任失调、气血瘀结，久而形成癥瘕。治宜行气活血。针灸治疗以调经行气止痛、活血消癥为原则，予合谷、太冲开四关以通调全身气机，取"气行则血行"之意，考虑患者平素下腹坠胀感明显且易腰酸，选取气海、关元益气调经，脑平、印堂安神止痛，温针灸作用于气海或关元，温经活血止痛。

3. 火针强通。双侧次髎火针点刺以"强通"，达到温通胞宫、散结消癥之目的。行经期以活血止痛为主，非经期以调理冲任、消癥散结为要，经过3个月针灸治疗，收效满意。

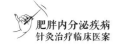

三、病例回顾

本病例患者痛经1年余，痛势虽不剧烈，但绵绵作痛持续、坠胀感明显伴经量多的问题一直困扰着患者。初诊时发现子宫肌瘤较前增大，反复叮嘱患者注意定期复查，如有继续增大倾向，须考虑接受手术切除。接受3个月的针刺治疗后痛经持续时间及发作次数较前明显减少，复查肌瘤未见增大。

四、西医诊查要点

1. 患者既往有子宫肌瘤的病史，月经量增多、下腹坠胀感明显为子宫肌瘤常见的临床表现，同时也可引起痛经，但一般痛势不剧烈。因下腹痛与月经周期密切相关，除了考虑子宫肌瘤引起痛经可能，还需与子宫腺肌病、子宫内膜异位症、慢性盆腔炎等疾病相鉴别，除了结合病史、症状、体征作出鉴别外，妇科B超往往能提供直接的鉴别诊断依据。

2. 本案复查妇科B超发现子宫肌瘤有增大的趋势，但尚未达到手术指征，同时患者保守治疗意愿强烈，故予系统针灸治疗，并叮嘱定期复查，以了解肌瘤的发展趋势。

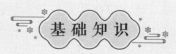
基础知识

1. 子宫肌瘤是女性生殖器最常见的一种良性肿瘤，多见于育龄妇女，由子宫平滑肌细胞增生而成，其组织学特点为细胞有丝分裂活性、大量纤维变性的结缔组织和细胞外基质的形成。临床分型分为肌壁间肌瘤、浆膜下肌瘤和黏膜下肌瘤。临床症状取决于肌瘤的部位、大小、生长速度、有无并发症等因素。主要临床表现有月经改变，腹部触及肿物以及压迫症状等，若肌瘤增大压迫盆腔脏器、血管、神经，可出现下腹胀痛或隐痛，尤其与病灶区域神经纤维的分布有密切的关系；黏膜下肌瘤刺激子宫收缩，可致痉挛性疼痛。肌壁间肌瘤可致继发性痛经。该病的病因尚不明确，认为其发生和生长与雌激素长期刺激有关。B超是诊断子宫肌瘤最常用的检查方法，可较准确地评估子宫大小和肌瘤大小、位置及数目。

2. 子宫肌瘤临床治疗分保守治疗和手术治疗：若肌瘤小、无症状、无并发症及恶变可能，应定期3~6个月随诊观察；对于肌瘤小于2个月妊娠子宫大小，症状不明显或较轻者，尤其因近绝经期或全身情况不能手术者，在排除子宫内膜癌的情况下，可采用激素药物治疗，通过在体内建立低雌激素环境，抑制雌激素对肌瘤的刺激。有临床报道，激素药物治疗3个月后子宫肌瘤体可减少35%~65%，停药后子宫肌瘤又可迅速恢复原来大小。

3. 对于月经过多致继发贫血，药物治疗无效的患者，可采用手术治疗的方式，具体手术指征为：①肌瘤较大，单个瘤体大于5cm；②出现压迫症状如排尿、排便困难；③黏膜下肌瘤引起月经过多，出现严重贫血者；④肌瘤发生变性者（除妊娠期肌瘤发生红色变性以保守治疗为主）。

五、中医经典阐释

《傅青主女科·调经》有云："妇人有经水将来三五日前而脐下作疼，状如刀刺者，或寒热交作，所下如黑豆汁，人莫不以为血热之极，谁知是下焦寒湿相争之故乎。夫寒湿乃邪气也。妇人有冲任之脉，居于下焦。冲为血海，任主胞胎，为血室，均喜正气相通，最恶邪气相犯。经水由二经而外出，而寒湿满二经而内乱，两相争而作疼痛，邪愈盛而正气日衰。寒气生浊，而下如豆汁之黑者，见北方寒水之象也。"本案考虑为子宫肌瘤引起的痛经不适，故在止痛调经的同时，需兼顾活血消癥。子宫肌瘤属于中医学"癥瘕"范畴。《妇人大全良方·妇人腹中瘀血方论第十》云："妇人腹中瘀血者……久而不消，则为积聚癥瘕矣。"瘀血阻络型痛经的病因病机总结如图8-3所示。

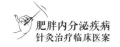

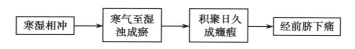

图 8-3　瘀血阻络型痛经病因病机

参考文献

[1] 乐杰. 妇产科学[M]. 6版. 北京：人民卫生出版社，2005.

[2] 鲍兴嘉，李爱主，方玲.《傅青主女科》痛经方证用药规律探讨[J]. 中华中医药杂志，2016（3）：779-781.

[3] 秦璐，董珍珍，李丹萍. 基于数据挖掘的原发性痛经现代针灸临床用穴特点探析[J]. 上海针灸杂志，2017（12）：102-107.

[4] 沈雪勇. 经络腧穴学[M]. 2版. 北京：中国中医药出版社，2014.

[5] 谢幸，孔北华，段涛. 妇产科学 [M]. 9版. 北京：人民卫生出版社，2018.

第九章 异常子宫出血

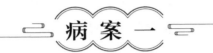

一、案例介绍

莫女士，31岁，未婚，G_0。

初诊 2017年4月15日。

主诉：不规则阴道出血10余年。

现病史：患者自月经初潮起，即出现崩漏，经量不多而淋漓难净。月经推后半月或两个月不等。LMP：2017年4月6日，现已行经9天仍淋漓难净，量少，色红，舌质偏红，苔白腻，脉弦细弱尺沉。平素容易胸闷、烦躁，纳可，易腹胀，疲劳，白带量中，极少拉丝状改变，偶有小腹坠胀。

辅助检查：2017年3月11日妇科B超提示双侧卵巢多囊样改变。就诊时正当经期，性激素6项检查示LH 25.8IU/L，FSH 9.78IU/L，PRL 256mIU/L，P 2.39nmol/L，E_2 211.61pmol/L，FINS 26.67pmol/L。

西医诊断：①异常子宫出血；②多囊卵巢综合征。

中医诊断：崩漏（肝郁脾虚证）。

针灸治疗：

体针：脑平、印堂、丘脑、下丘脑、中脘、下脘、气海、关元、中极、调气、内关、断红1、断红2、三阴交、隐白。按照平补平泻原则，每天针刺一次，每次留针30分钟，连续2天。

二诊 （2017年4月17日）连续针刺2天后，经血止，有少许疲惫感，略烦躁，舌质偏红，苔白腻，脉弦细尺沉。针刺在初诊处方加卵巢1、带脉、足三里，去调气、隐白、断红1、断红2。操作方法同前，于双侧卵巢1及三阴交连接电针仪，每天针刺一次，每次留针30分钟，连续7天。

中药：熟地15g，川芎10g，当归10g，艾叶10g，赤芍15g，陈皮10g，茯苓15g，泽泻15g，甘草5g。每日1剂，早晚温服共7剂。

三诊（2017年6月8日）LMP：2017年6月1日，6天干净，经量较前增多，未见淋漓，舌质红，苔白微腻，脉弦细。针刺在初诊处方加本神、卵巢1，去调气、隐白、断红1、断红2。操作方法同前。每天针刺一次，每次留针30分钟，连续7天。

中药：二诊处方加桑椹15g补肝益肾、滋阴养血、菟丝子15g补肝肾益精髓。每日1剂，早晚温服，共7剂。

四诊（2017年7月13日）LMP：2017年6月1日，7月11—13日略出血，色鲜红，量少，无腹痛等，舌质偏红，苔白微腻，脉弦，考虑为经间期出血，予针刺止血：初诊针刺处方，操作方法同前，每次留针30分钟，每天针刺一次，直至血止。

五诊（2018年2月26日）LMP：2018年2月11日，刻下月经基本干净，本次月经期6天，舌淡红，苔薄白，脉细。继续针刺巩固治疗：初诊针灸处方去调气、隐白、断红1、断红2，加卵巢1、卵巢2、太冲。操作同前，于双侧卵巢1及三阴交连接电针仪，每天针刺一次，连续7天。

二、针灸治疗思路

1. 调经断红针灸处方组穴：脑平、关元、调气、带脉、三阴交、隐白、断红1、断红2。

2. 针灸治疗首先以止血为先，初诊时为出血期，以固气摄血、收敛止血为主，故初诊中，优先使用断红1、断红2（大墩）、隐白等，较为特殊的是组方中使用调气穴而不用卵巢穴。调气穴为足少阴肾经和冲脉之交会穴，补肾调冲，同时又有类似中药升麻之作用，能起到补气调气的作用。断红1、断红2、隐白等为崩漏特效穴，断红1针刺时注意刺入皮下后宜行针至针感传到肘部。

3．崩漏患者往往有急于见效的心理，所以快速止血为首要目标。重点穴位断红1在手背，第二、三指间，指蹼缘后方赤白肉际处；断红2（大墩穴）也为崩漏特效穴，可针可灸，二者常结合使用，用于治疗异常子宫出血、子宫脱垂等。也可以使用隐白穴。本案例中运用这些止血穴位，使患者针灸两天后就停止出血，从而增强了患者信心，坚持后来的治疗。

三、病例回顾

本例患者从青春期出现崩漏至育龄期达10余年，期间一直辗转就医，效果不佳。每次均淋漓难净，量少，并伴月经推迟。在针灸结合中药治疗后，能很快控制住异常出血，患者在出血期和卵泡期就医接受针刺治疗，间中服中药调整，随访半年未再出现明显崩漏情况，行经时间已能控制在正常的1周内，仅月经周期仍略有推迟。

四、西医诊查要点

1．诊断时，首先要明确异常子宫出血的类型。异常子宫出血主要表现在月经周期、月经量的异常和月经间期的不规则出血，本例患者以月经后期的不规则出血为主。患者属于育龄期，需排除器质性出血及与妊娠是否相关。

2．首先询问出血的时间、量，月经史，损伤史等，结合B超结果，作出判断。本例患者临床表现主要为月经推后、经期延长的不规则出血，月经量少，而B超提示内膜厚，同时排除了肌瘤、息肉、内膜增生的可能性，考虑为子宫内膜不规则脱落。

3．在此病案中，排除了全身性疾病和子宫的器质性疾病之后，接下来应明确有无排卵。本例患者不存在溢乳、甲状腺功能异常、体重异常改变、异常毛发生长、腹痛、发热和阴道分泌物多等情况，可初步排除高催乳素血症、甲状腺功能障碍、库欣综合征、急性盆腔炎、子宫肌瘤等全身性疾病及子宫器质性疾病。患者空腹胰岛素略高，未查空腹血糖，不能排外胰岛素抵抗和血糖异常。患者未婚，同时也否认了妊娠可能，存在周期、经期、经量的紊乱。结合

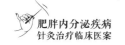
以上情况重点考虑为无排卵型功能失调性子宫出血，可进一步测BBT或于月经周期第22~24天测量孕酮值来验证。此患者初诊时正当经期，所以立即抽血查性激素。结果为LH 25.8IU/L，FSH 9.78IU/L，PRL 256mIU/L，P 2.39nmol/L，E_2 211.61pmol/L，其中LH值明显升高，LH/FSH比值＞2，为多囊卵巢综合征的诊断参考指标之一，结合患者B超检查结果、经期推迟、拉丝状白带少等临床特点，诊断该患者为多囊卵巢综合征、无排卵型功能失调性子宫出血。

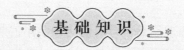

基 础 知 识

1. B超检查对于妇科疾病的诊断有很大帮助，需注意的是，B超应常规用经阴道彩超，无性生活者用直肠彩超，因腹部B超误差较大，特别是对于肥胖者，故临床上不主张采用。同时B超还可以确定是否有子宫肌瘤，特别是黏膜下的子宫肌瘤，子宫内膜息肉，子宫内膜异位症，子宫内膜异常增生，卵巢多囊样改变等。其中子宫内膜息肉的不规则出血的形式不一，有经量过多、经期延长、同房后出血或者经间期出血。黏膜下子宫肌瘤则主要表现为月经周期缩短，经量增多，经期延长的不规则阴道流血。注意相关并发症状，比如腹痛发热者，需怀疑盆腔炎的可能。

2. 功能失调性子宫出血分为无排卵性型和有排卵型两种。有排卵型功能失调性子宫出血又包括黄体功能不足或黄体萎缩不全（子宫内膜不规则脱落）。临床可表现为经期前黄体期少量出血，或经期后卵泡期经血不净。前者为经前漏下，后者为经后漏下。

3. 性激素6项解读

（1）通常在月经周期的第2~4天（见血算是第一天）检查，这时候检查的结果代表女性的基础激素水平。一般于上午空腹抽血、抽血前静坐半小时以上为宜。避免激素水平因为运动而产生波动。

（2）正常的育龄期妇女，FSH在4~6.8IU/L是最好的表现。早卵泡期FSH＞10~15IU/L，提示卵巢功能减退。本案例中其值接近10，提示卵巢功能减退倾向。

（3）血LH/FSH比值＞2～3或LH＞25IU/L为多囊卵巢综合征（PCOS）的辅助参考诊断指标之一。

（4）可于月经周期第22～24天测量P值，如果P＞20nmol/L估计可能有排卵，否则为无排卵。也可要求测BBT，单相为无排卵，双相为有排卵。对于无排卵性出血，治疗应促排卵，恢复较为正常的月经周期。

五、中医经典阐释

1. 此患者病情为月经推迟淋漓不尽，在《傅青主女科·调经》中属"经水后期"。"妇人有经水后期而来多者，人以为血虚之病也……盖后期而来少，血寒而不足；后期而来多，血寒而有余。……故经来而诸经之血尽来附益，以经水行而门启不遑迅阖，诸经之血乘其隙而皆出也，但血既出矣，则成不足。"月经后期的临床表现和病因病机如图9-1所示。

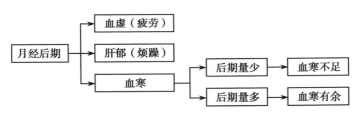

图 9-1　月经后期病因病机

2.《四圣心源·卷十·妇人解之崩漏》记载："经脉崩漏，因于肝木之陷……生意郁陷，木气不达，经血陷流，则病崩漏。……其原全由于土败。……缘乙木生长于水土，水旺土湿，脾阳陷败，不能发达木气，升举经血，于是肝气下郁，而病崩漏也"，提出了肝郁和脾虚为崩漏的主要病因病机（图9-2）。

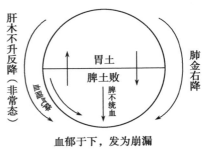

图 9-2　崩漏病因病机

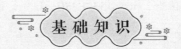

五脏之间存在着巧妙的升降关系，彭子益在《圆运动的古中医学》中将这种人体正常的五行升降关系总结为"左升右降，四维如轮，中央为轴"的圆运动。《素问·阴阳离合论》云："圣人南面而立，前曰广明，后曰太冲。太冲之地，名曰少阴。"在面南背北的前提下，以左右定方位，左为东，右为西。太阳从东方升起，从西方降落，根据天人相应的道理取象比类，将天体的运行规律与人体脏腑气化联系，故肝气主升，生发于左，肺气主降，肃降于右，故而形成了"左升右降"的概念。源于肾水的气在肝木的升发作用下，生成心火；心火借助肺金的敛降作用潜至肾水；肾水中的气又要借助肝木的升发作用重新上升而成心火。至于中央的土，起着轴心的作用，脾土的升清能协同肝木升发一起助气升浮；胃土的降浊能协同肺金敛降助气降沉。根据《黄帝内经》"气为血帅""血为气母"的理论，血随气行，血随气同时进行圆运动。按此规律周身之气血流行无阻，如环无端，从而气血和调，经络通利，脏腑以荣（图9-3）。

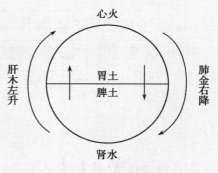

图9-3　五行升降关系图

3. 女科《证治准绳·女科》提出崩漏多与冲任有关，其治疗要穴，多为肝、脾、肾及任脉穴。"女子胞中痛，月水不以时休止，天枢主之"，"月经不调……中极、三阴交、肾俞、气海。"本案例中也是应用了肝、脾、肾经的穴位为主，以健脾除湿，补肾而疏肝。

六、针药运用

　　针刺止血后首先要调节月经周期，其内在含义为调节卵泡生长发育。本例患者为无排卵出血，因此止血后的针刺治疗首要解决卵泡生长问题。通过基础卵泡期、优势卵泡期、黄体期三期治疗，卵泡生长发育问题解决了，月经周期就可以恢复，这是治疗的总体思路。具体在治疗穴位的选择上，应注意患者兼症，后期中医辨证以补肾调肝健脾为主，如果是在黄体期就医，则需要选择背部的穴位脾俞、肾俞等穴，肾俞可加温针。本例患者脉弦细尺沉，腹胀而易胸闷烦躁，在各期治疗时注意增加疏肝理气的穴位，通过半年多的针灸调整，很好地控制了崩漏，10余年的崩漏由此应手而愈。针对肝郁脾虚型崩漏，方选用胶艾汤加减，以疏肝健脾、养血止血为法，根据卵泡发育阶段、患者症状辨证加用补肝益肾、滋阴养血、益肾填精之品。

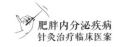

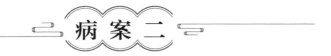

一、案例介绍

钟某某，女，20岁，学生，G_0。

初诊 2017年4月15日。

主诉： 不规则阴道出血20余天。

现病史： 患者既往月经规律，时有少许经间期出血，本次出现淋漓不净。LMP：2017年3月22日，第三天开始量多，持续4天，血块少许，色暗，至今淋漓不尽（23天）。经期容易腰酸、头晕，二便正常。舌淡红，苔薄腻，脉细弦。平时学习压力较大，饮食不规律，有晚睡习惯。

辅助检查： 初诊时查妇科B超示内膜13mm，未见多囊改变。

西医诊断： 异常子宫出血（黄体萎缩不全）。

中医诊断： 崩漏（脾肾亏虚证）。

针灸治疗：

体针： 脑平、本神、中脘、下脘、气海、关元、断红1、足三里、太溪、隐白。毫针针刺，按照平补平泻原则，于双侧足三里连接电针仪，采用疏密波，强度以患者能一般忍受、不过度为原则，留针30分钟。每天针刺一次，至血止。

中药： 党参10g，白术10g，熟地黄10g，当归10g，阿胶5g（烊化），白芍10g，黄芪10g，牡丹皮炭10g，合欢皮15g。每日1剂，早晚温服，共3剂。

二诊 （2017年4月18日）连续针刺两天后，经血基本干净，睡眠较前好转，仍有头晕、腰酸，舌淡红，苔白腻，脉细。要求患者回去测基础体温。针刺取穴：初诊处方加丘脑、下丘脑、三阴交，去隐白、断红1。操作同前，每天针刺一次，连续7天。

中药： 初诊处方去阿胶、牡丹皮炭，加茯神10g以宁心安神、续断10g以补肝肾、调血脉，川芎10g以行气开郁、活血调经。每日1剂，早晚温服，共5剂。

三诊（2017年6月8日）上月基础体温示双相型曲线，高温相持续12天，下降后第二天月经来潮，是日为经期第一天，遵医嘱前来进行针刺治疗，经量少、色暗红，未见明显血块，无明显腰酸，有疲惫感，舌淡红，苔白微腻，脉细滑。针刺取穴：二诊处方加合谷、太冲以通调全身气机，去太溪。操作同前，每天针刺一次至血止。

中药： 二诊处方加五灵脂10g以行血活血。每日1剂，早晚温服，共5剂。

四诊（2017年6月18日）上诊连续针刺三天后，经量较前增多，排出较多血块，7天干净，后未见异常出血，腰酸较前好转。舌淡红，苔薄白，脉细。针刺在三诊处方上去合谷、太冲，加卵巢1以固摄冲任、疏调经气、调理经血，加内关以疏肝理气调经，操作同前，每天针刺一次，连续7天。

中药： 三诊处方加山药10g以补中益气，山萸肉15g以补益肝肾、收涩固脱，丹参15g以活血祛瘀。每日1剂，早晚温服，共5剂。

二、针灸治疗思路

1．对于崩漏患者，经期针刺有利于子宫收缩，瘀血排出，止血效果优于普通药物。特别是子宫偏大收缩能力差、内膜偏厚的异常子宫出血。对于反复出现的崩漏，除了在非经期进行调整以外，可以在经期一开始即连续每日或隔日针刺，有促进内膜剥脱和经血尽快排净的效果。如果病情较重的崩漏，还可以行一日两到三次针刺治疗，以尽快起效。针刺穴位选取中脘、下脘、气海、关元、卵巢1、足三里、三阴交等，手法取平补平泻，其中中脘、下脘、气海、关元为腹针引气归元，加卵巢1、足三里、三阴交，可行补气止血调经之功。在经期中后期，可以加入隐白、断红1等穴，促进经净血止。

2．HPO轴与肾-天癸-冲任-胞宫轴之间的联系紧密。很多时候崩漏反复发作，主要原因在于治疗时没有全面认识病情，因此在血止后，要重视调整月经周期。当HPO轴分泌激素失衡时，首当其冲影响卵泡的生长发育，导致卵泡发育过快或过慢、卵泡数量增多或减少等，进而影响卵泡排出、黄体形成、子宫内膜变化等，最后引发月经周期紊乱，经期长短不一，出血量时多时少等问题。因此，月经病的关键问题在性激素水平紊乱，导致卵泡生长发育受影响，

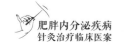
针刺调节月经病应重点在此机制上进行干预。临床上，我们治疗这类问题时主要是分期治疗：在月经周期第1～10天为基础卵泡期，以滋阴补肾、促进卵泡发育为主，选取肝俞、肾俞、三阴交、太溪、脑平等。肝俞、肾俞补益肝血肾精，三阴交调补肝、脾、肾三阴经经气，太溪滋阴益肾。接下来进入优势卵泡期，可以B超监测到卵泡体积显著增大（一般在1.8cm以上），针刺应以升阳理气、促排为主，选取膻中、中脘、气海、足三里、太冲等。然后进入黄体期，可见基础体温上升0.3～0.5℃，此时应调理冲任气血，助膜生长。子宫内膜厚度可从7mm慢慢长到10mm左右。穴位选取脾俞、肾俞、次髎、三阴交、水泉等。

3. 选穴应注意患者兼症。该例患者为脾肾两虚，后期中医辨证以补肾健脾为主，佐以调肝安神，选中脘、关元、足三里、本神等穴，其中本神具有良好的安眠效果。出血期以止血为主，非经期以调体质促卵泡发育为主，通过系统治疗，收到了良好的调经效果。同时结合多次就诊期间的健康宣教，也使患者掌握了防止复发的健康养生方式。

三、病例回顾

本病例无婚育史，为年轻女学生，起初月经规则，后因为学习压力，睡眠及饮食不规律，体质下降而出现崩漏，这是当今年轻女性中崩漏的常见情形。就诊时淋漓日久，在排除了怀孕和器质性病变后，通过针刺、中药尽快止血，然后调节恢复正常月经周期。同时告知患者养成健康的生活习惯，使之不容易复发。否则往往用药治疗时正常，停止治疗后崩漏又慢慢复发。由此内调外治加调养，收效满意。

四、西医诊查要点

1. 诊断时，同样要明确异常子宫出血的类型。异常子宫出血主要表现在月经周期、月经量的异常和月经间期的不规则出血，本病例也是以月经后期的不规则出血为主，伴有月经周期的延长。如患者处于育龄期，需排除器质性出血及与妊娠是否相关。

2. 本病例既往月经正常，B超显示内膜偏厚，其余无明显异常，考虑还是由于机体受内外各因素如情绪、压力、营养缺乏等影响，出现HPO轴功能失常。如果反复出现崩漏，还应进一步测量基础体温，抽血查孕酮判断有无排卵。特别是基础体温测量，具有容易操作、解读全面、安全无害、费用低的优点，患者很容易接受，对临床诊治也有很大的指导意义。

3. 诊断性刮宫手术不仅可以较快达到止血目的，还可以排除子宫内膜的异常病变，包括恶性肿瘤等。异常子宫出血的患者中，年龄＞35岁、药物治疗无效或存在子宫内膜癌高危因素时，应行诊断性刮宫手术明确子宫内膜病变；不规则阴道流血或大量出血时，可随时刮宫。青春期患器质性病变或恶变的概率极低，一般不用诊断性刮宫手术来辅助诊断，只有在严重出血或其余治疗无效时，才采用诊断性刮宫手术来迅速止血。诊断性刮宫手术分为一般诊刮和分段诊刮。一般诊刮适用于内分泌异常，需要了解子宫内膜变化及对性激素的反应，有无排卵、有无结核等，并有止血作用。分段诊刮指操作时先刮颈管再刮宫腔，将刮出物分别送病理检查，适用于诊断子宫颈癌及其他子宫恶性肿瘤，并可了解癌灶范围。如果想了解卵巢有无排卵，应在月经前或者月经来潮12小时内进行，子宫内膜呈分泌期提示为有排卵，子宫内膜呈增生期提示无排卵。如果是异常子宫出血，可随时诊刮。

4. 如果出血时间较长，而且量较大，伴明显头晕、心悸的情况，需重点检查血常规，观察是否存在贫血。此前可先对眼睑、唇色、指甲毛细血管充盈时间进行检查，进行初步判断。血常规应注意查看血色素、血小板计数和出凝血时间，用于判断贫血程度，有无血液病。女性血红蛋白值低于110g/L为贫血，白细胞升高考虑合并了炎症，血小板降低为凝血功能障碍。

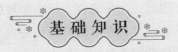
基础知识

基础体温曲线的意义：双相型曲线提示有排卵，高温相缩短或不稳定提示黄体功能障碍。单相型曲线提示无排卵。

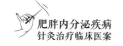

通过测量基础体温可以简单地了解卵巢功能。测量时，先准备一支体温计，睡前甩好，放枕头边上，早晨醒时，不可说话活动，将体温计放入舌下含5分钟，测出的体温填入专门的基础体温记录单上。月经周期一般在（28±7）天，排卵日前为卵泡期，排卵后叫黄体期，卵泡期长短不一定，但排卵后的黄体期正常约为（14±2）天。一般排卵后体温上升0.4～0.5℃，持续12～16天，从而呈现出月经周期基础体温曲线前低后高的双相型变化。当出现卵巢功能不良，黄体生成不足或萎缩不全时，体温上升不明显、不稳定，持续时间也较短，则为高温相低于12天或上升后又下跌的情况。当体温呈现持续低温，没有高低变化时，提示卵巢没有正常排卵，或卵巢功能低下，就呈现为单相型。

五、中医经典阐释

1.《景岳全书·崩淋经漏不止》言：“崩漏不止者，经乱之甚者也。”“但元气既虚，极多假热，设或不明真假而误用寒凉，必复伤脾胃。……当用甘药先补脾胃……若果虚火上炎，势不可遏，当暂用纯阴滋水之药，以抑其火，火退急补其元。”本案患者正处于青春期，由于多思少眠，饮食不当，而出现月经淋漓不尽，为脾胃亏损不能充养，致肾气亏虚，瘀血虚滞，冲任损伤，不能固摄。《妇科玉尺·月经》：“当室女忧思积想在心，则经闭而痨怯者多，宜调养脾胃，脾气旺则能生血，而经自通。”青春期女性的月经失调，多数与脾胃受损有关，脾气旺而气血旺，则经水自能通调。《景岳全书·经不调》：“调经之法，但欲得其和平，在详察其脉证耳。……虚者极多，实者甚少，贵在补脾胃以资血之源，养肾气以安血之室。”《辨证录·调经门》也认为“经本于肾”，“五脏之伤，穷必及肾”。因此，崩漏之证，可由脾虚肝热等引起，然而病本都在于伤肾，病位在冲任子宫，变化在气血，从而表现为子宫非时下血，藏泄失常。因此，调养脾肾为调理此期女性崩漏的大法。

2. 本例学生患者即因学习压力过大，思虑过多饮食不规律而伤脾，久而气血生成不足，后天之本不能充养先天之本，脾虚导致肾虚，已经出现经期容易腰酸等肾虚症状。天癸藏于肾，肾虚则导致天癸错乱，从而胞宫失调致崩漏，淋漓日久不净（图9-4）。

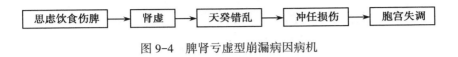

图 9-4　脾肾亏虚型崩漏病因病机

3．辨证时当先辨清是出血期还是血止后，出血期针刺用大敦、隐白、断红1等穴，中药用阿胶等血肉有情之品，大补精血，补冲脉之虚而固摄止血。治疗崩漏最重要的是止血，尽快止血可以减少感染的风险，增强机体的抵抗力，减少虚火加重。止血也需要看证型的虚实寒热，虚证应补而止之，实证宜泻而止之，热证宜清而止之，寒证宜温而止之，不可以一味使用收敛止血的药物和手法。止血后予调理善后，此期女性需用注重脾肾，所谓"止崩之药不可独用，必须于补阴之中行止崩之法"。止血后的调理期需加用滋阴补肾调经之法；而脾胃为后天之本，《沈氏女科辑要·血崩》言"东桓曰，下血症须用四君子补气药收工"正是这个道理（图9-5）。

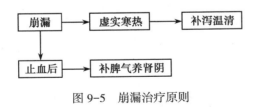

图 9-5　崩漏治疗原则

六、针药运用

对于崩漏的针灸治疗，经期针刺有利于子宫收缩，瘀血排出，止血效果优于普通药物，特别是子宫偏大、收缩能力差、内膜偏厚的异常子宫出血。对于反复出现的崩漏，在经期一开始即连续每日或隔日针刺，有促进内膜剥脱和经血尽快排净的效果。对于病情较重的崩漏，还可以行一日两到三次针刺治疗，以尽快起到止血效果。在血止后，要重视调整月经周期，根据月经周期阴阳变化的特点，针刺治疗月经病以调节卵泡的生长发育为指导方向。采用"三期五

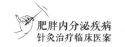

治法"的临床指导方案以指导月经病的临床治疗，出血期以止血为主，止血后以调体质促卵泡发育为主。本病案为脾肾亏虚的崩漏，选固本止崩汤加减，以补气摄血、固冲止崩为法，随症加减。通过系统治疗，调节卵泡的生长发育，调整月经周期，收到了良好的调经效果。

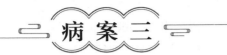

一、案例介绍

李女士，50岁，已婚育，$G_2P_2A_0$，已结扎。

初诊 2017年5月18日。

主诉：月经量多伴淋漓不尽2个多月。

现病史：既往月经规律，月经周期为28～30天，量正常，色偏暗，经期持续5～7天。2017年1月13日行经，前三天量中等、色暗红，无痛经，后因外出游玩，月经量多，持续10余天不止，伴头晕心慌。2017年1月26日于外院妇产科急诊就诊，查血常规Hb 68g/L，行清宫术后止血，内膜病理为单纯性增生（具体不详）。次月行经仍出现月经量多难止的情况。外院妇科给予雌、孕激素序贯法。患者口服西药调周药物时，经期周期正常，7天干净，量中等，有血块，色暗红，伴腰部酸痛。患者因担心长期应用激素对身体有不良影响，遂自行停用激素药，停药后次月再次出现月经量多、淋漓不尽，遂前来我科就诊，要求针灸调理。刻诊见：精神稍疲倦，面色晦暗凝滞，LMP：2017年5月8日，至今未净，量时多时少，稍微活动则见血量明显增多，色红，夹少量血块，伴见头晕乏力，腰酸痛，纳、眠尚可，二便调和。平素容易胸闷烦躁，大便溏烂，时有腹胀腹泻，汗多，怕热又怕冷，眠差，口干，耳鸣。舌淡暗略红，苔薄黄腻，脉细稍弦。

辅助检查：2017年5月18日妇科B超示子宫、附件未见明显异常，内膜厚度约8mm。血常规：Hb 82g/L，白细胞、血小板等未见异常，凝血四项未见异常。

西医诊断：①围绝经期异常子宫出血；②继发性贫血（中度）。

中医诊断：崩漏（气虚血瘀证）。

针灸治疗：

体针：脑平、中脘、下脘、气海、关元、天枢、子宫、调气、足三里、三阴交、太溪。毫针针刺，按照平补平泻原则，于双侧子宫及三阴交连接电针仪，采用疏密波，强度以患者能一般忍受、不过度为原则，留针30分钟。气海、足三里温针灸。每天针刺一次。连续针刺2天。

中药：当归10g，白芍15g，黄芪15g，熟地15g，白术10g，柴胡10g，陈皮10g，海螵蛸15g（先煎），茜草10g，甘草6g，煅龙牡各30g（先煎）。每日1剂，早晚温服，共3剂。

二诊（2017年5月20日）连续针刺及服用中药2天后，经血明显减少，腰酸痛好转，口干，眠差，二便调，舌淡暗略红，苔薄黄腻，脉细。针刺取穴：初诊处方加隐白、断红以调脾统血，升提阳气，固摄止血。操作同前，每次留针30分钟，每天针刺一次。连续针刺2天。并嘱患者于家中自行艾灸隐白穴。

中药：初诊处方去煅龙牡，加麦冬10g以养阴生津，五味子6g以敛阴安神，三七粉3g以活血止血。每日1剂，早晚温服，共3剂。

三诊（2017年5月23日）阴道流血已净，头晕乏力明显好转，口干、眠差均有改善，少许腰酸痛，偶有大便烂、腹胀，舌质淡，苔薄白，脉细。针刺取穴：初诊处方加丘脑、下丘脑调补气血，固摄冲任，去天枢、子宫。操作同前，每次留针30分钟，每天针刺一次，连续7天。

中药：初诊处方去海螵蛸、茜草、煅龙牡，加桑寄生20g以益肝肾，枸杞子15g以滋补肝肾，茯苓15g以健脾利湿，木香6g（后下）以行气止痛、健脾消食。每日1剂，早晚温服，共5剂。

后续治疗以健脾补肾固本为主，一周针灸2次巩固治疗，月经基本能按时来潮，若月经第6天仍出血量大，则依前法加减治疗，每能获效。

如此调治半年后，患者月经闭止，随访至今仍无月经来潮，期间行妇科B超提示内膜薄，子宫附件未见明显异常，结合患者年龄，考虑自然绝经可能性大。

二、针灸治疗思路

1. 在此病案中，患者月经量多伴淋漓不尽2月余。患者平素精神稍疲倦，面色晦暗凝滞，头晕乏力，是因早期患者月经量多，气随血脱，导致脾气不足，清阳不升，故不能上荣头面。患者稍微活动则见血量明显增多，明显是由于气不足，不能摄血。又月经量时多时少，有血块，腰酸痛，"久漏多瘀"，因瘀阻血脉而血不归经所致。本病病变涉及冲、任二脉及肝、脾、肾三脏，证候有虚有实。发生的主要机制，是由于冲任损伤，不能固摄，以致经血非时妄行。治疗以益气摄血、固冲止崩为主。

2. 二诊患者阴道流血明显减少，此时，止血的同时宜兼顾"澄源""复旧"。故加入隐白、断红，促进经净血止。隐白为脾经井穴，可益气统血，灸之可补益脾气而止血；断红为崩漏经验效穴，针刺时注意刺入皮下1.5cm左右后宜行针至针感传到肘部。

三、病例回顾

该患者为50岁女性，已婚育、已结扎，既往月经规律，无甲状腺疾病、血液病、肝病等相关基础病病史，因经期外出游玩后出现月经量多如崩，后续淋漓不尽似漏，曾行诊断性刮宫手术及西医激素周期治疗，然停药后症状反复，结合患者年龄、病史、症状、辅助检查等，西医考虑异常子宫出血可能性大，中医学当属"崩漏"范畴。治疗时在辨证论治的基础上，遵循"塞流、澄源、复旧"之治崩三法，急性出血期以补气摄血为主，结合化瘀止血以澄源，以防塞流留瘀；血少及血止之后健脾补肾以固本，正本清源。通过一段时间止血、调整周期治疗后，患者顺利过渡到了绝经期。

四、西医诊查要点

1. 该患者为50岁中老年女性，既往体健，无糖尿病、肝病、甲状腺功能亢进或甲状腺功能减退等基础病病史，近期无抗凝血药、激素类药物使用史，基本排除引起月经失调的全身性相关疾病；患者已结扎，妇科B超提示子宫、附件未见明显异常，可基本排除妊娠相关疾病、宫腔占位病变、卵巢肿瘤等；血常规提示血小板计数正常，凝血功能无异常，可初步排除凝血功能障碍性疾病所致月经失调。就诊时Hb 82g/L，因长时间出血导致继发性中度贫血；患者

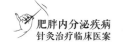
曾于妇科行诊断性刮宫手术止血，结合妇科诊疗经过，可排除阴道及宫颈病变所致出血可能；术后子宫内膜病理回报子宫内膜单纯性增生，排除子宫内膜恶性肿瘤。

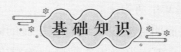

基 础 知 识

根据患者病史及临床表现可作出异常子宫出血（AUB）的初步诊断。国际妇产科联盟（FIGO）将AUB按病因分为两大类、9种类型，按英语首字母缩写为"PALM-COEIN"。"PALM"存在子宫结构性改变，可采用影像学技术和/或组织病理学方法明确诊断，而"COEIN"无子宫结构性改变。"PALM"具体为：子宫内膜息肉（endometrial polyp）所致AUB（AUB-P）、子宫腺肌病（adenomyosis）所致AUB（AUB-A）、子宫平滑肌瘤（leiomyoma）所致AUB（AUB-L）、子宫内膜恶变和不典型增生（malignancy and hyperplasia）所致AUB（AUB-M）；"COEIN"具体为：全身凝血相关疾病（coagulopathy）所致AUB（AUB-C）、排卵障碍相关AUB（AUB-O）子宫内膜局部异常（endometrial disorder）所致AUB（AUB-E）、医源性（iatrogenic）AUB（AUB-I）、未分类（not yet classified）的AUB（AUB-N）。

围绝经期AUB的诊断与育龄期AUB的病因分类诊断类似，诊断的目的是将有结构异常（病因可能是恶性肿瘤、增生、息肉、肌瘤）的围绝经期AUB患者与无结构异常（病因可能是排卵功能障碍、子宫内膜正常的子宫内膜局部纤溶系统亢进或前列腺素合成异常，以及可能性较小的凝血功能障碍或医源性因素）的围绝经期AUB患者区分开。AUB的诊断应首先进行详细的病史询问和体格检查，随后进行适当的实验室检查和影像学检查。

2. 该患者为无结构异常的AUB可能性大，其中AUB-O、AUB-E在围绝经期AUB中较常见，该患者可进一步行基础体温测定以帮助判断是否有排卵，或适时测定孕酮水平，确定有无排卵的同时又可以反映黄体功能。

由于围绝经期AUB患者子宫内膜病变的风险显著增高，血栓形成风险显著增加，且大多数围绝经期AUB患者已无生育要求，因此围绝经期AUB的治疗原则为控制急性出血，调整周期，保护子宫内膜，并避免再次异常出血和重度出血。临床常采取口服性激素类药物，必要时可手术治疗。

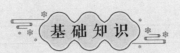

基础知识

人工周期疗法是使用激素人为地控制流血量并形成周期，是一项过渡性措施，一方面可调整患者本身HPO轴的紊乱，另一方面使子宫内膜周期性变化，按期脱落，纠正贫血。人工周期疗法可采用以下药物：

1. 孕激素

可于撤退性出血第15天起，使用地屈孕酮，或黄体酮胶丸、甲羟孕酮，连用10天。酌情应用3～6个周期。

2. 口服避孕药

可控制周期，尤其适用于有避孕需求的患者。一般在止血用药撤退性出血后，周期性使用口服避孕药3个周期，病情反复者酌情延至6个周期。应注意应用口服避孕药的潜在风险：有血栓性疾病、心脑血管疾病高危因素及40岁以上吸烟的女性不宜应用。

3. 雌、孕激素序贯法

如孕激素治疗后不出现撤退性出血，考虑是否内源性雌激素水平不足，可用雌、孕激素序贯法。

4. 左炔诺孕酮宫内缓释系统 可有效治疗功能失调性子宫出血。原理为在宫腔内局部释放左炔诺孕酮，抑制内膜生长。

五、中医经典阐释

1. 崩漏的病因较为复杂，但可概括为虚、热、瘀三个方面：气虚统摄无权劳伤脉络（内损、外伤）以致出血、血热迫血妄行、瘀血不去新血不得归经。《诸病源候论·妇人杂病诸候》专列有"漏下候""崩中候"，并称"崩中漏下"。书云："妇人经脉调适，则下以时，若劳伤者，以致冲任之气虚损不能约制其经脉，故血非时而下，淋漓不断，谓之漏下也"，"崩中之状是劳伤冲任……冲任之脉皆趋于胞内，为经脉之海，劳伤过度，冲任气虚，不能约制经血，故忽然崩下，谓之崩中。"气虚血瘀型崩漏病因病机如图9-6所示。

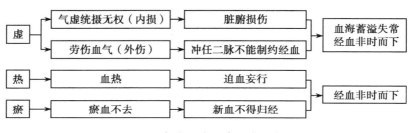

图 9-6 气虚血瘀型崩漏病因病机

2．本案主要发病机制是劳伤血气，脏腑损伤，血海蓄溢失常，冲任二脉不能制约经血，以致经血非时而下。该患者初次发病乃因经期外出游玩劳伤血气，出现月经量多，持续10余天不止，气随血泄，故见头晕、心慌。然究其根本，该患者平素大便溏烂，时有腹胀腹泻，乃素体脾虚之象，加之又值"七七"更年，肾气渐虚，脾虚气不摄血，肾虚封藏失职，冲任不固，不能制约经血，从而发为崩漏。《辨证录·调经门》也认为"经本于肾""五脏之伤，穷必及肾"。肾虚乃崩漏之本。长期失血，气随血泄，导致气亦虚衰，气虚无力行血，可致血脉凝滞，在临床多表现为崩漏。久崩多虚，久漏多瘀，该患者病情迁延，来诊时精神稍疲倦，面色晦暗凝滞，经量时多时少，稍微活动则见血量明显增多，血块，伴见头晕乏力，腰酸痛，舌淡暗略红，苔薄黄腻，脉细稍弦，均为气虚血瘀之征。

3．崩漏之证，病本在于伤肾，病位在冲任子宫，变化在气血，从而表现为子宫非时下血，藏泄失常。该患者平素大便溏烂，时有腹胀腹泻，有中阳不足之象。妇科专家杨宗孟先生认为，更年期崩漏的治疗，健脾比补肾更重要，肾虚乃生理过程，即使调补也不能完全阻止肾之虚衰，故治疗时在补肾的同时，应不忘从后天入手，补后天以养先天，使脾健肾和，达到顺利渡过绝经期的目的。

六、针药运用

在此病案中，患者月经量多伴淋漓不尽2个多月。辨证为气虚血瘀证，初诊针灸治疗取穴以益气摄血、固冲止崩为主，结合隐白、断红1等调经止血经验要穴，配合使用当归芍药汤加减，以调和气血，行滞化瘀，短期可以见效。后续治疗以健脾补肾固本为主，针药处方随症加减，月经基本能按时来潮，若月经第6天仍出血量大，则依前法加减治疗。更年期崩漏疗程相对较短，止血后健脾补血消除虚弱症状，针灸、中药合用临床疗效更佳。

参考文献

[1] 司徒仪. 中西医结合妇产科学[M]. 北京：科学出版社，2003.

[2] MUNRO M G, CRITCHLEY H O D, BRODER M S, et al. FIGO classification system (PALM-COEIN) for causes of abnormal uterine bleeding in nongravid women of reproductive age[J]. Int J Gynaecol Obstet, 2011, 113 (1): 3-13.

[3] 中华医学会妇产科学分会绝经学组. 围绝经期异常子宫出血诊断和治疗专家共识[J]. 协和医学杂志，2018，9（4）：313-319.

[4] 陈林兴，陈景华. 中医妇科学[M]. 2版. 北京：中国中医药出版社，2018.

[5] 张海文，赵锡银. 王少峰治疗崩漏经验介绍[J]. 北京中医药大学学报，1999（2）：49-50.

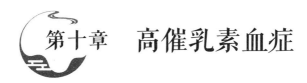

第十章　高催乳素血症

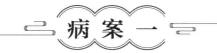

一、案例介绍

郑女士，28岁，未婚，G_0。

初诊　2018年6月13日。

主诉：泌乳伴月经周期推迟2年余。

现病史：患者2年前开始出现泌乳现象，量不多，月经周期推后一周，月经量稀少，色暗红，无血块，无痛经。LMP：2018年6月10日，PMP 2018年5月2日，量少，现已干净。面色晦暗，平素易疲倦，怕冷，尿频且清长。舌淡，苔白，脉细。

辅助检查：（2018年6月11日）性激素6项示PRL 46.58μg/L，余性激素均在卵泡期范围。甲状腺功能5项、妇科B超未见异常。

西医诊断：高催乳素血症。

中医诊断：月经后期（肝肾不足证）。

针灸治疗：

体针：丘脑、下丘脑、垂体、卵巢1、气海、关元、中极、三阴交、太冲。毫针针刺，行平补平泻手法。气海予温针灸。每次留针30分钟，隔天治疗1次。肝俞、脾俞、肾俞予艾炷灸，每穴5壮。隔天治疗1次。

中药：熟地黄40g，山萸肉20g，山药20g，牡丹皮15g，茯苓15g，泽泻15g，炒白术30g，炙黄芪20g，炙甘草10g，当归10g，制远志10g，酸枣仁15g，龙眼肉15g，大枣10g。每日1剂，早晚温服，共7剂。

二诊（2018年6月20日）病史同前，仍有泌乳，畏寒稍有改善，小便次数减少，疲倦，舌淡，苔白，脉细。针刺取穴：初诊处方加脑平、卵巢2、泌乳穴点刺。每次留针30分钟，隔天治疗1次。

中药：初诊处方加党参15g补中益气，共7剂。

三诊（2018年6月27日）上诊经针刺治疗后泌乳减少，月经未至，心烦，不得眠，舌淡，苔白，脉细。针刺处方同上，加背部肾3穴、次髎点刺，取其通经调经之效。每次留针30分钟，隔天治疗1次。

中药：二诊处方加木香5g行气除烦，共7剂。

四诊（2018年7月8日）诉7月3日月经来潮，经量较前增多，持续5天，色暗红，无血块，无痛经。疲倦怕冷症状改善，无腰酸，舌淡红，苔白，脉弦细。继续针刺巩固治疗。

二、针灸治疗思路

1. 高催乳素血症针灸处方组穴：丘脑、下丘脑、垂体、卵巢1、三阴交。

2. 中医经络学说认为，女性乳房属足阳明胃经，乳头属足厥阴肝经。经血与乳汁同源，由脾胃所化生，而经血的满溢则有赖于肝气的疏泄功能，肝气调达，疏泄有度，经血可适时而下。"经水出诸肾"，肾为月经之本，肾气充足，则经血有源，本病可从调节肝、胃、肾三经入手。

3. 本病针刺治疗重在辨别虚实，实者用泻法，以疏肝理气调经为主；虚者用补法，以补肾养血调经为主。本案例患者属于肝肾不足，月经来潮取任脉穴位气海、关元调补肾元；太冲为肝经原穴，可行气解郁；三阴交可健脾生血；脑平可统领和加速腺体分泌激素，当排卵期加卵巢2，促进排卵正常，月经来潮前采用背部肾3穴、次髎穴点刺，促使月经正常来潮。

三、病例回顾

本案例患者泌乳伴月经量少、月经推后2年余，伴有疲倦、怕冷、眠差等

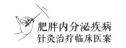

症状，经系统针灸治疗，间中配合中药汤剂内服，后月经、泌乳及伴随症状均有明显改善，3个月复查催乳素水平也较前下降，继续巩固治疗。

四、西医诊查要点

1. 本案例虽然月经来潮，但结合临床整体性考虑，多数高催乳素血症患者停经或者月经延迟，主要考虑其不排卵与高催乳素水平有关。催乳素水平升高会抑制下丘脑，抑制促性腺激素释放激素的释放；作用于卵巢，影响卵泡的发育，抑制雌激素的产生。高催乳素对月经的影响有：①黄体功能不全；②稀发排卵，无排卵；③抑制性腺轴，发生低促性腺激素性闭经。

2. 本病的诊查首先需要详细询问月经史、婚育史、末次妊娠及哺乳情况，全身疾病及用药情况。高催乳素血症的表现主要为月经改变、不孕、泌乳、肥胖、骨质疏松，或头痛、眼花及视觉障碍等。查体挤压双侧乳房可有分泌物，呈乳白色或水样，显微镜下可见脂肪球。最后根据血PRL至少两次测定值>25μg/L确诊。

3. 诊断时注意与多囊卵巢综合征、空蝶鞍综合征等鉴别。多囊卵巢综合征可见血清睾酮水平升高，LH值较高，FSH值正常或偏低，雌二醇值正常或稍高，妇科B超见卵巢增大，卵泡呈多囊样改变。空蝶鞍综合征可见头痛、视觉障碍等神经症状，头颅CT或MRI可见蝶鞍被脑脊液充盈。本案例妇科B超可排除多囊卵巢综合征，而没有头痛、视觉障碍等症状，暂不考虑空蝶鞍综合征，必要时可行头颅CT或MRI检查排除其余下丘脑或垂体的占位性病变。

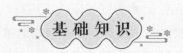

基 础 知 识

1. 高催乳素血症是指各种原因导致外周血催乳素异常升高，血PRL>25μg/L可确诊。闭经和溢乳是高催乳素血症的典型症状，还可表现为月经量少、稀发甚至闭经、不孕、性欲减退等。挤压双乳房可见乳汁。血FSH、LH值可正常、偏高或偏低；当外周血PRL>100μg/L时，应行蝶鞍

CT或MRI检查，明确是否存在垂体微腺瘤或腺瘤。

2. 催乳素是应激激素，在生理情况下，其调控以抑制性调节占优势。妊娠足月和分娩后催乳素水平均有生理性显著升高。在应激状况下催乳素分泌显著增加，高蛋白饮食、运动、紧张、性交活动、哺乳、乳头刺激和睡眠障碍均可导致催乳素水平升高。另外，许多药物也可引起催乳素水平升高，如抗精神神经相关药物（氨磺必利、利培酮及帕利哌酮）、利血平、甲氧氯普胺等。

3. 为了避免生理原因的影响，建议检查的当天早晨不要有性生活，早晨清洗身体时避免揉搓乳头。在进行检查之前不要进行剧烈运动，尽量保持着正常的运动状态，走着去检查就比较适合。同时饱餐和饥饿也会对催乳素有影响，因此建议当天进食碳水化合物类，如米、面类食物，忌食蛋白质类（如牛奶、鸡蛋、瘦肉）、脂肪类（如肥肉、油脂）食物。

五、中医经典阐释

《素问·上古天真论》云："女子七岁，肾气盛……二七而天癸至，任脉通，太冲脉盛，月事以时下。"中医由此认为，月经周期的建立和妊娠主要是依靠肾-天癸-冲任-胞宫轴的调节，而冲任二脉的充盛又需要肝脾功能的正常发挥，因此，肝、脾、肾三脏之藏泻、统摄功能失调，均可导致本病。本病病因多为气滞、肾虚、脾虚，结合本案例，患者面色晦暗，平素易疲倦，怕冷，尿频且清长，眠差，舌淡，苔白腻，脉弦而细等表现，考虑为肾阳不足，冲任失养，经血失源（图10-1）。

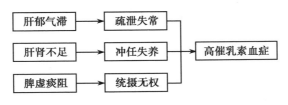

图 10-1 高催乳素血症病因病机

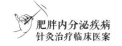
六、针药运用

　　本案例患者泌乳、月经量少、月经推后2年余，伴有疲倦、怕冷、眠差等症状，为肝肾不足之表现。根据月经周期阴阳变化的特点，采用"三期五治法"的临床指导原则，在使用高催乳素血症针灸处方组穴的基础上，根据患者的症状进行选穴，如疲倦、怕冷加肝俞、肾俞、脾俞行艾灸以温补脾肾、益气升阳，眠差予脑平安神定志；根据卵泡的生长发育的规律进行选穴，排卵期加卵巢2，促进正常排卵，月经来潮前采用背部肾3穴、次髎穴点刺，促使月经正常来潮等。治疗过程中配合中药归脾汤合六味地黄丸加减，共奏益气健脾、补益肝肾之功，患者月经、泌乳及伴随症状均得到明显改善。

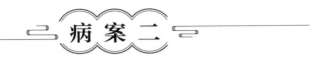

一、案例介绍

钟女士，26岁，未婚，G_0。

初诊 2018年6月13日。

主诉：月经推迟半年余。

现病史：患者半年前开始出现月经周期推迟，推迟约10～15天，月经量少，色红，无血块，经间期挤压乳房有少量乳汁流出，时有痛经，经期时情绪郁闷，脾气暴躁。LMP：2018年5月15日，现未至。舌边红，苔薄白，脉弦。自诉既往曾在外院诊断为多囊卵巢综合征。

辅助检查：（2018年5月17日）性激素6项检查：PRL 26.47μg/L，其余指标均呈卵泡期改变。妇科B超未见异常。

西医诊断：高催乳素血症。

中医诊断：月经后期（肝气郁结证）。

针灸治疗：

体针：脑平、丘脑、下丘脑、垂体、卵巢1、三阴交、太冲。毫针针刺，行平补平泻手法。每次留针30分钟，隔天治疗1次。

刺络放血：肝俞、膈俞，每周一次。

中药：陈皮10g，茯苓15g，苍术15g，川芎10g，香附10g，半夏15g，青皮10g，甘草5g，木香5g。早晚温服，每日1剂，共7剂。

二诊 （2018年6月20日）病史同前，月经未至，烦躁明显，影响睡眠。舌边红，苔薄白，脉弦。针刺取穴：初诊处方加本神、中脘、气海、关元、卵巢2、照海。每次留针30分钟，隔天治疗1次。中药守前方。

三诊 （2018年6月27日）6月21日月经来潮，经量同前，持续5天，未见明显痛经，现泌乳减少，情绪改善，舌边红，苔薄白，脉弦。针刺取穴：在初诊处方上减卵巢1，加肝俞、肾俞补益肝血肾精，加太溪滋阴益肾。每次留针30

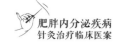
分钟，隔天治疗1次。

四诊（2018年8月1日）LMP：7月21日，量可，色红、无血块，无痛经，经期情绪平稳，诉未再泌乳，复查PRL 21.44μg/L。继续针刺巩固治疗。

二、针灸治疗思路

1. 本病的治疗重在疏肝理气、调理冲任，而肝气的条达舒畅是冲任疏泄有度的前提条件。本例患者在月经周期上，根据三期五治法，通过配合高催乳素血症针灸处方治疗，使月经正常来潮。

2. 本病案仍然使用高催乳素血症针灸处方组穴：丘脑、下丘脑、垂体、卵巢1、三阴交。丘脑、下丘脑、垂体三穴组合使用，手法采用泻法，抑制催乳素的释放。针灸调节机体内分泌系统作用最基本的方式是影响内分泌腺或内分泌细胞分泌激素及从激素产生到发挥作用的每一个环节，从而协调激素对机体的调节功能。并且，针刺在对内分泌系统的调节中与神经系统有着密切的联系，神经系统的某些机制在此过程中发挥着重要的作用。近年已有报道针刺对下丘脑、垂体、胰腺、甲状腺、肾上腺、性腺等方面的影响，用于指导糖尿病、甲状腺疾病、性腺疾病等各种内分泌失调疾病的针刺治疗。本病由下丘脑-垂体-卵巢轴内分泌紊乱引起，故临床针刺上，可取丘脑、下丘脑、垂体等配穴，行以恰当手法，调节下丘脑和垂体的分泌，达到治疗疾病的目的。卵巢为女性的性腺，其主要功能为产生卵子并排卵，合成和分泌雌激素和孕激素，以及少量的雄激素。下丘脑、垂体与卵巢之间互相调节、互相影响，形成一个完整而协调的神经内分泌系统。针刺下丘脑、垂体、卵巢组穴可以治疗妇女月经失调、不孕及内分泌失调等疾病。

3. 对于肝气郁结型高催乳素血症患者，治疗上还可配合刺络放血疗法，取肝俞、膈俞、期门、章门等穴，有行气解郁，活血调经之效。临床应用中，症状缓解或虚证的患者慎用此疗法，以免犯"虚虚实实"之戒。

三、病例回顾

本案例患者以月经推迟、量少为主症，结合辅助检查结果，诊断为高催乳素血症，中医辨证属肝气郁结，治疗以调肝解郁，并行调泌针法组穴，调节下丘脑-垂体-卵巢轴内分泌，使患者经期复常。

四、西医诊查要点

1. 机制方面

本例患者自诉既往曾患多囊卵巢综合征，与高催乳素血症临床症状相似，但发病机制和治疗原则均不一致，应注意仔细鉴别。本病是由催乳素合成和分泌异常引起的，催乳素由垂体前叶的催乳素细胞合成和分泌，其合成与分泌受下丘脑多巴胺途径的调节。多巴胺作用于催乳素细胞表面的多巴胺D_2受体，抑制催乳素的生成与分泌。任何减少多巴胺对催乳素细胞上多巴胺D_2受体作用的生理及病理过程，都会导致血清催乳素水平升高。本病表现为泌乳，月经量少，月经稀发，辅助检查中主要是催乳素水平较高，促性腺激素正常或偏低，雌激素水平偏低。而多囊卵巢综合征是以慢性无排卵和高雄激素血症为特征的一种女性内分泌和代谢异常的疾病，主要临床表现为月经稀发，月经过少甚至闭经，不孕，肥胖，多毛等，辅助检查可见血清睾酮水平升高，LH值较高，FSH值正常或偏低，雌二醇值正常或稍高，妇科B超见卵巢增大，卵巢内呈多囊样改变。本病患者月经推迟，量少，辅助检查催乳素水平高而睾酮正常，妇科B超未见异常改变，故诊断为高催乳素血症（图10-2）。

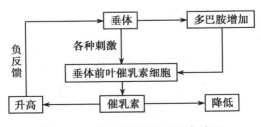

图 10-2　催乳素调节的生理与病理

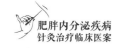
2. 病理性高催乳素血症病因

（1）通路受阻：下丘脑催乳素释放抑制因子不足或下达至垂体的通路受阻，常见于下丘脑或垂体柄病变如颅咽管瘤、神经胶质瘤、头颅外伤引起垂体柄切断等。

（2）垂体疾病常见垂体肿瘤。

（3）原发性和继发性甲状腺功能减退。

（4）慢性肾衰竭，此时催乳素排泄受到影响，催乳素水平升高。

（5）肝硬化或肝性脑病：因为雌激素、催乳素等激素要在肝脏中灭活，而有肝脏疾病时，灭活作用减弱，催乳素水平升高。

（6）妇产科手术如人工流产、引产、子宫切除术、卵巢切除术等。

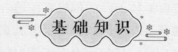

基础知识

高催乳素血症的临床表现有：

1. 泌乳

为高催乳素血症主要临床表现，约2/3患者会在非妊娠、非哺乳期出现泌乳。多数情况下分泌量不多，通常只有在挤压下才有乳汁流出，重者可自行流出。

2. 月经失调与闭经

可表现为月经紊乱、继发闭经、性欲降低，严重者可出现生殖器萎缩、骨质疏松。当患者泌乳、月经量减少甚至闭经时，称闭经泌乳综合征。多囊卵巢综合征患者常有催乳素水平升高，雄激素水平升高，同时还有肥胖、多毛、痤疮、月经稀发等。

3. 不孕不育

多数高催乳素血症是垂体微腺瘤引起，大约90%患者表现为月经过少或闭经，也可以表现为不孕，约占70%。垂体或颅内肿瘤性高催乳素血症患者还可有头痛、视力模糊或视野缺失、失明、复视、垂体功能低下等。

五、中医经典阐释

《灵枢·经脉》中记载足厥阴肝经"环阴器，抵少腹"，与冲任二脉相通，"妇人之生，有余于气，不足于血"，"肝经一病，则月经不调"，"肝乃血之府库，肝既受病，经候衍期，或多或少，或闭断不通"，故"调经肝为先，肝疏经自调"。

现代妇女由于工作、生活压力等诸多因素，易怒、易郁，肝气郁结、疏泄失司，冲任失调，血海蓄溢失常则发病。肝气郁结，疏泄失常，郁而化火则月经频发，量多而难止，肝郁寒凝则月经稀疏而量少。肝主疏泄，藏血，喜条达而恶抑郁，其正常的生理功能有助于气血通畅，使经水有度。

六、针药运用

本例患者为肝气郁结而致的月经后期，在月经周期上，根据三期五治法为治疗原则，使用高催乳素血症针灸处方，根据基础卵泡期、优势卵泡期、黄体期三期加减，其中丘脑、下丘脑、垂体配合使用，可以用于治疗高催乳素血症、高雄激素血症，下丘脑、垂体、卵巢配合使用能够促排卵。配合使用中药开郁二陈汤加减，治疗"心思不遂，气郁血滞而经不行"，针药合用使月经正常来潮，诸症改善。

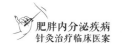

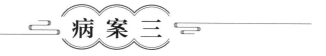

一、案例介绍

黄女士，28岁，已婚避孕，G₀。

初诊 2018年5月28日。

主诉： 月经推迟1年余。

现病史： 患者1年前开始出现月经周期紊乱推迟，推迟1至1个半月，月经量少，色淡红，无血块，无痛经，LMP：2018年3月30日，现未至。平素疲倦，时有头昏沉感、胀痛，纳差，时有腹痛，便溏。舌淡白，苔白腻，脉滑。

辅助检查：（2018年4月1日）PRL 42.22μg/L。

西医诊断： 高催乳素血症。

中医诊断： 月经后期（脾虚痰阻证）。

针灸治疗：

体针： 脑平、丘脑、下丘脑、垂体、中脘、下脘、气海、关元、卵巢1、丰隆、三阴交、太冲。毫针针刺，行平补平泻手法。每次留针30分钟，隔天针刺。

西药： 地屈孕酮10mg，口服，一天2次，连续服用7天。

中药： 苍术15g，香附10g，枳壳15g，陈皮10g，茯苓15g，胆南星10g，甘草5g。早晚温服，每日1剂，共7剂。

二诊（2018年6月2日）病史同前，月经未至，胃纳改善，有头昏沉感、疲倦感，大便溏，舌淡白，苔腻减退，脉滑。针药守方，隔天针刺，每次留针30分钟。

三诊（2018年6月13日）昨日月经来潮，量偏少，色淡红，仍有头昏沉感、疲倦感，胃口好转，大便成形，舌淡白，苔薄白，脉滑。予完善头颅MR检查。6月11日头颅MR提示垂体左侧底部小结节状信号影（0.3cm×0.5cm），考虑垂体微腺瘤可能，针药续守前方。

西药：溴隐亭 2.5mg，一天一次，连续服用30天。

补充诊断：垂体微腺瘤。

二、针灸治疗思路

1. 高催乳素血症针灸处方组穴：丘脑、下丘脑、垂体、卵巢1、三阴交。

2. 临床上对高催乳素血症合并月经后期的治疗，重点在于恢复正常月经及排卵，恢复排卵功能尤其重要。结合针灸特色疗法，同时关注调泌针法配穴、组穴在本病中的运用，根据三期五治法辨证使用调节妇科内分泌疾病的常用组穴，可取得较好的临床效果。

3. 对于高催乳素血症患者，西医学多首选药物溴隐亭治疗，对于部分催乳素瘤，瘤体微小，局部占位症状较轻者，可配合针刺治疗调节内分泌紊乱的症状，不过治疗中应当注意定期观察，如果发现瘤体增大或占位症状出现，应及早手术治疗。

4. 辨证选用各种疗法提高疗效。已有多种中医疗法用于治疗高催乳素血症，取得了良好效果。如肝气郁结型高催乳素血症者，可在基础针刺上配合刺络放血。对于肝肾不足型可配合艾炷灸或隔姜灸，选取涌泉、肓俞、气海、关元、肾俞、腰阳关等穴。对于脾虚痰阻型可在基础针刺上配合艾灸及穴位埋线治疗。艾灸穴位选择足三里、脾俞、关元、中极、公孙、三阴交、阴陵泉，每次选穴2~4个。穴位埋线治疗常选用背部腧穴，如脾俞、胃俞，以及四肢三阴交、阴陵泉等穴。

三、病例回顾

通过影像学检查发现该患者有垂体微小占位病变，考虑其高催乳素水平与此占位相关，无其他内分泌紊乱及局部占位症状，经针灸和中药辨证治疗后，患者激素水平有下降，远期效果有待随访追踪。

四、西医诊查要点

1．对于高催乳素血症的患者，当外周血PRL＞100μg/L，临床上应行蝶鞍CT或MRI检查，鉴别垂体占位性病变，尤其是伴有头痛、视觉障碍的患者。本案患者初诊时催乳素水平高于正常，考虑高催乳素血症可能，经治疗后，头涨、昏沉感症状未见明显改善，予完善头颅MR检查。

2．本案患者为育龄期妇女，PRL 42.22μg/L，有生育要求，单用针刺治疗难以奏效，需配合一线用药溴隐亭进行干预，并定期复查PRL水平。头颅MR示垂体微腺瘤病灶明确，催乳素水平仅为轻度升高（＜100μg/L），不排除无功能性垂体瘤压迫垂体柄导致的高催乳素血症，这种情况下通常为轻度升高，多不超过100μg/L。高催乳素血症药物治疗为首选，国内主要是溴隐亭治疗。溴隐亭是下丘脑和垂体的多巴胺受体激动剂，能直接作用于腺垂体，抑制PRL分泌，有效降低PRL水平，对功能性或肿瘤引起的PRL升高均能产生抑制作用，缩小垂体肿瘤体积，使闭经泌乳综合征妇女月经和生育能力恢复。治疗期间应定期复查血PRL水平，以指导剂量调整。溴隐亭常见的副作用有暂时性恶心、轻微头痛、外周血管痉挛及直立性低血压，一般用药后几天自行消失。

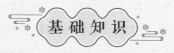

基 础 知 识

1．垂体腺瘤为颅内多发肿瘤，是一种良性肿瘤，发病率约为1/10万，可引起局部压迫和内分泌异常的症状，局部压迫症状包括视力减退、视野障碍、头痛、脑神经受损、脑脊液鼻漏等，内分泌异常症状包括垂体分泌的生长激素、PRL、促性腺激素、促肾上腺皮质激素、促甲状腺激素等激素减少或增多的症状。垂体催乳素瘤在功能性垂体腺瘤中是最常见的疾病，约占垂体腺瘤的50%，女性的发病率比男性高，临床上催乳素瘤除以高催乳素血症为特征外，还可以出现腺瘤体积增大对鞍区的占位效应。目前大多数临床内分泌实验室一般将临床症状与体征较明显的垂体催乳素瘤血清催乳素水平定于＞200ng/ml；若催乳素水平＞300ng/ml，结合鞍区MRI

影像学检查，则可明确或肯定诊断催乳素瘤；如催乳素水平＜200ng/ml，需要与其他药物和/或其他慢性疾病，甚至生理性原因导致的高催乳素血症作鉴别诊断。垂体催乳素瘤的主要治疗方法为手术治疗，另外也可选择放射治疗和药物治疗。溴隐亭能抑制PRL分泌，用药后能降低PRL水平，改善泌乳，恢复月经及排卵等。据文献报道，约有10%的患者对溴隐亭不敏感，疗效不满意，约有5%的患者因出现持久不消的副作用（恶心、呕吐、眩晕、便秘、直立性低血压等）而不能耐受治疗，亦有患者在停药后出现PRL水平迅速反弹。另有报道在单独使用溴隐亭治疗过程中PRL水平迅速下降，PRL值过低则影响黄体功能，反而不利于妊娠。

2. 除垂体腺瘤外，在常见的结构异常疾病中还要注意鉴别空蝶鞍症。空蝶鞍症是指鞍膈孔扩大或鞍隔消失，鞍内空虚并被脑脊液所填充，垂体萎缩并偏居一侧。症状常见头痛、视力减退、视野障碍，可有肥胖、月经失调等内分泌症状。

五、中医经典阐释

中医认为，乳房属足阳明胃经，经血、乳汁同源，由后天脾胃所化生，脾又主统血，故临床上也常从脾胃着手治疗本病。本例患者平素饮食偏嗜寒凉之品，脾胃受寒，阳气本虚，加之居住于广东，外湿肆虐，久则形成脾虚湿困的病理状态，疲倦纳差、头晕昏沉、腹痛便溏、舌淡、苔腻、脉滑，均是一派脾虚湿困之象。治疗上以健脾燥湿为主要治法，同时注重恢复脾升胃降的正常气机运行。

六、针药运用

临床上对高催乳素血症合并月经后期的治疗，重点在于恢复正常月经及排卵，恢复排卵功能尤其重要。针刺治疗月经病应以调节卵泡的生长发育为指导方向，采用"三期五治法"的临床指导方案，根据三期五治法辨证使用调节妇

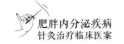
科内分泌疾病的常用组穴；在辨证论治的基础上，辨证选穴，结合针灸特色疗法，同时关注调泌针法配穴、组穴在本病中的运用。此外，针对因脾虚痰阻而致的月经后期，在临床使用苍附导痰汤加减以燥湿健脾、通降痰浊，针药合用可取得较好的临床效果。

参考文献

[1] 谢幸，孔北华，段涛. 妇产科学[M]. 9版. 北京：人民卫生出版社，2018.

[2] 谢长才. 肥胖内分泌疾病针灸治疗[M]. 北京：人民卫生出版社，2016.

[3] 中华医学会妇产科学分会内分泌组. 女性高催乳素血症诊治共识[J]. 中华妇产科杂志，2016，51（3）：161-168.

[4] 刘俐伶，庞丽红，植枝福. 不同药物治疗特发性高催乳素血症患者的临床效果比较[J]. 广西医学，2017，10：1497-1499.

[5] 王培培，姚树永，杜向东. 高催乳素血症动物模型的研究进展[J]. 医学综述，2018，11：2110-2113.

[6] 中国医师协会内分泌代谢科医师分会. 多囊卵巢综合征诊治内分泌专家共识[J]. 中华内分泌代谢杂志，2018，34（1）：1-7.

[7] 中华医学会妇产科学分会. 多囊卵巢综合征中国诊疗指南[J]. 中华妇产科杂志，2018，53（1）：2-6.

[8] 鹿群，赵璐璐. 多囊卵巢综合征主要鉴别诊断[J]. 中国实用妇科与产科杂志，2019，3：271-274.

[9] 田代华，整理. 中医临床必读丛书：黄帝内经素问[M]. 北京：人民卫生出版社，2005.

[10] 周腾，陈来照. 垂体腺瘤的诊疗现状及进展[J]. 中华临床医师杂志，2016，10（8）：139-142.

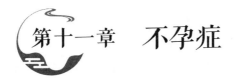

第十一章 不孕症

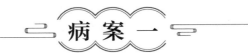

一、案例介绍

杨女士，43岁，已婚，$G_6P_0A_6$。

初诊 2017年8月21日。

主诉： 未避孕2年未孕，要求调理备孕。

现病史： 平素月经规律，月经周期为26～28天，经期持续5～7天，LMP：2017年8月10日，量少（自2004年开始月经量变少，目前约为原来经量的1/2），色暗，有血块，下腹坠胀明显，无痛经，纳可，眠浅，二便正常。舌淡胖，有齿印，苔薄白，脉弦细，尺脉沉细。1999年、2002年、2009年做过4次人工流产手术，2013年、2014年有两次胎停育、清宫手术史，2015年5月行子宫粘连分离术。2016年至今曾行体外受精胚胎移植术（in vitro fertilization and embryo transfer，IVF-ET）两次，均失败。

辅助检查： 既往妇科B超显示子宫内膜薄，上一月经周期第10天内膜厚4.4mm，监测显示没有优势卵泡。

西医诊断： 不孕症。

中医诊断： 不孕症（肾虚血瘀证）。

针灸治疗：

体针： 丘脑、下丘脑、中脘、下脘、气海、关元、卵巢1、内关、血海、太溪。毫针针刺，按照平补平泻原则，一周2～3次。

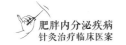
二诊（2017年9月25日）LMP：2017年9月7日，量少，色暗，6天干净，余同前，舌淡胖，有齿印，苔薄白，脉弦细，尺脉沉细。9月8日性激素检查示FSH 8.07IU/L，LH 7.76IU/L，PRL 434.3mIU/L，P 63.72nmol/L，E_2 245.5pmol/L，T 0.09nmol/L，AMH 0.672ng/ml。9月22日妇科B超检查示内膜厚6mm，盆腔积液16mm×10mm。针刺取穴：脑平、脾俞、肾俞、肾腺1、次髎、三阴交、水泉。操作方法同初诊。

三诊（2017年10月24日）LMP：2017年10月4日，量较前增多，色转红，舌淡胖，有齿印，苔薄白，脉滑，尺脉稍沉。10月16日复查B超内膜厚6.4mm。针刺取穴在二诊处方基础上加肝俞，去脾俞、水泉。肾俞行温针灸，余针刺操作方法同前，一周2～3次。

四诊（2017年11月9日）LMP：2017年10月30日，量可，色红，舌淡红，有齿印，苔薄白，脉弦，尺脉稍沉。B超监测见优势卵泡，继续针刺取穴：脑平、印堂、内关、丘脑、下丘脑、中脘、下脘、气海、关元、肓俞、足三里、三阴交。气海行温针灸，余针刺操作方法同前，一周2～3次。

二、针灸治疗思路

1. 本病案是以月经量少色暗为主要表现的不孕症，肾气盛、天癸至、冲任通，方可孕，本例患者月经量少色暗，考虑与多次人流手术导致胞宫瘀滞有关，选穴以冲脉、任脉、足少阴、足厥阴经等为主，配合调泌针法，使冲任调达，两精相合，胎元乃成。根据患者来诊时期的不同，给予不同的治疗方案，月经正常来潮，卵巢适时排卵，多年的不孕烦恼得到解决。

2. 灸法在不孕症的治疗中发挥着重要作用。艾叶性温，味苦、辛，归肝、脾、肾经，具有散寒止痛、温经止血的作用。本例在肾俞、气海进行温针灸，肾俞为肾的背俞穴，有温补肾阳之效，以补先天；气海是肓之原穴，具有健脾升提之功，以补后天。脾肾得补，气血通畅，自然可受孕成功。

三、病例回顾

本病例有多次流产、胎停育及宫腔内操作病史，两度接受IVF治疗均因子宫内膜薄、胚胎着床困难而以失败告终。平素月经规律，但经量偏少。在接受针灸治疗后，月经量逐渐增多，经色从暗红转鲜红，动态复查B超提示内膜情况较前改善。从2017年8月开始，每周接受针灸治疗2~3次，半年后成功自然怀孕。

四、西医诊查要点

1. 对于不孕患者，初诊时应首先区分是原发性不孕还是继发性不孕。不孕症是指育龄夫妇同居1年，有正常性生活，从未采取任何避孕措施而未能受孕。既往从未有过妊娠史为原发性不孕；既往有过妊娠史，而后无避孕连续12个月未孕者，为继发性不孕。本例患者既往有多次妊娠史，且未避孕连续超过1年，可初步诊断为不孕症，属继发性不孕。

2. 本例患者IVF失败主要原因是子宫内膜容受性差和子宫内膜薄，两者都可通过经阴道超声来进行诊断。

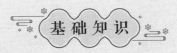

基 础 知 识

1. 子宫内膜容受性是指子宫内膜对胚胎的接受能力。目前，人工辅助生殖技术下的临床妊娠率长期处于低水平，其中一个重要原因是子宫内膜容受性差，临床上主要从超声学、形态学、分子生物学三方面对其进行评估：

（1）超声学：主要指经阴道超声，其指标包括解剖学参数（子宫内膜厚度、类型及容积）和生理学参数（子宫动脉及内膜下的血流情况）。超声下子宫内膜最常见的三种形态：A型、B型和C型。A型内膜常见于内膜增生早期（月经第6~10日），此时内膜厚度为4~9mm，即常说的三线型，外层和中央为强回声线，外层和宫腔中线间为低回声或暗区；B型内膜常见于内膜增生晚期（月经第11天～排卵），排卵时内膜厚度约为9～12mm，为均一的中等强度回声，宫腔强回声中线断续不清；C型内膜常见于黄体期（即排卵后到下次月经来潮前），厚度约10～14mm，为均质回声，无宫腔中线回声，此时"三线征"消失。一般认为，A型子宫内膜的妊娠率明显高于B型、C型，当内膜厚度≥10mm时极易发生妊娠，厚度<5mm时妊娠发生的概率不大。有研究者进一步发现，在人绒毛膜促性腺激素（human chorionic gonadotrophin，hCG）日（即尿孕激素弱阳性或阳性的时间）A、B、C型子宫内膜适合妊娠的厚度分别为7～15mm、8～14mm、10～14mm，可见不同的内膜类型在发生妊娠时需要的内膜厚度也不同。本方法作为一种非侵入性诊断方法越来越受到重视。

（2）形态学：胞饮突被认为是子宫内膜容受性的超微结构性标志，需在电镜下进行观察，胞饮突丰富的患者，胚胎着床的成功率较高，临床可为胚胎移植时间提供依据，反复行体外受精胚胎移植术（IVF-ET）失败的人群可以进行胞饮突检测，以了解子宫内膜的形态学改变。

（3）分子生物学：受精卵表面的特异性受体与子宫内膜表面的蛋白质或因子的结合，在受精卵植入和着床方面发挥着重要作用，目前研究较多的是整合素和骨桥蛋白，妊娠期体内的整合素和骨桥蛋白的含量都比非妊娠期明显增高。

2. 子宫内膜呈周期性变化。子宫内膜从形态学上分为功能层和基底层，功能层具有周期性增殖、分泌、脱落的变化；基底层在月经后再生并修复子宫内膜创面，重新形成子宫内膜功能层。以一个正常月经周期28日为例，子宫内膜按照其组织学变化，分为增殖期、分泌期、月经期等3个周期：

（1）增殖期为月经周期的第5～14日，在雌激素的作用下，内膜表面上皮、腺体、间质、血管均呈增殖性变化，表现为内膜表面呈波浪形，腺体增多、变长，腺上皮变为高柱状，间质细胞呈星状，组织内水肿明显，小动脉增生，呈弯曲状，此期内膜厚度为3～5mm。

（2）分泌期为月经周期的第15~28日，此时孕激素逐渐升高，在雌激素的配合下，子宫内膜继续增厚，腺体增长、弯曲，出现分泌现象，间质疏松并水肿，血管数量进一步增加，更加弯曲，该期子宫内膜厚且松软，含有丰富的营养物质，有利于受精卵的着床发育，此期子宫内膜可厚达10mm。

（3）月经期为月经周期的第1~4天，此期孕激素、雌激素突然撤退，子宫内膜失去激素的支持，其海绵状功能层从基底层崩解脱落，血管痉挛性收缩，远端血管壁及组织缺血坏死、剥脱，随脱落的内膜和血液一起从阴道流出，即月经来潮。

五、中医经典阐释

1.《妇科玉尺·求嗣》中引万全曰："男子以精为主，女子以血为主，阳精溢泻而不竭，阴血时下而不愆，阴阳交畅，精血合凝，胚胎结而生育滋矣。"在肾气盛、天癸至、冲任通的条件下，女子月事以时下，男子精气溢泻，两性相合，胎元可成。因此，肾气盛是成胎的先决条件（图11-1）。本例中患者流产数次，肾气受损，瘀血积于胞内，胞胎失于濡养，以致胎堕不孕。

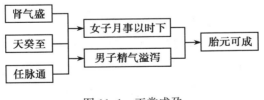

图 11-1　正常成孕

2.《傅青主女科·妊娠口干咽疼》有言："夫胎也者，本精与血之相结而成。逐月养胎，古人每分经络，其实均不离肾水之养。"胞络系于肾，肾气充实，孕后胞络有力固举胎元，则无堕胎之虞。患者下腹坠胀明显，为肾气不足、胞络失于固举之表现。

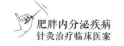
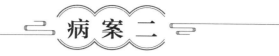

一、案例介绍

白女士，38岁，已婚，$G_2P_0A_2$。

初诊 2016年12月15日。

主诉：未避孕3年未孕，月经后期2年。

现病史：患者自两年前开始出现月经后期，35～60天一潮，5天干净，量偏少，色鲜红，夹血块，无痛经。LMP：2016年11月11日，刻下月经周期第35天，带下不多，见少量拉丝样白带，时有腰酸，纳可，眠差，梦多，舌红，苔薄白，脉沉细。2002年、2010年分别行人工流产术，2015年、2016年两度行IVF均失败，目前无卵泡储备。既往有双侧输卵管通而不畅病史。

辅助检查：B超监测示卵泡发育缓慢。

西医诊断：继发性不孕症。

中医诊断：不孕症（肾虚证）。

针灸治疗：

体针：脑平、印堂、中脘、下脘、气海、关元、卵巢1、内关、足三里、太冲。毫针针刺，按照平补平泻原则，一周2～3次。

二诊 （2017年1月5日）LMP：2016年12月30日，量一般，色鲜红，刻下月经基本干净，腰酸减轻，余同前。舌淡红，苔薄白，脉沉细。针刺取穴：在初诊处方基础上去太冲，加丘脑、下丘脑、卵巢2、三阴交。气海行温针灸，余针刺方法同前，一周2～3次。

三诊 （2017年2月1日）LMP：2016年12月30日，月经仍未至，腰酸、乳房胀痛明显，睡眠浅，舌红，苔薄白，脉滑。针刺取穴：本神、肝俞、肾俞、肾腺1、次髎、三阴交、水泉。毫针针刺，按照平补平泻原则，肾俞行温针灸，一周2～3次。

四诊 （2017年3月9日）LMP：2017年3月7日，PMP 2017年2月5日。近月

经周期尚可，现值月经周期第三天，量可，色红，无明显血块，舌红，苔薄白，脉弦偏滑。继续针刺治疗，取穴：脑平、印堂、丘脑、下丘脑、中脘、下脘、气海、关元、肓俞、足三里、三阴交。毫针针刺，按照平补平泻原则，一周2～3次，直至月经周期恢复正常。

二、针灸治疗思路

本案不孕的主要临床表现是月经后期，针刺的主要目的是促进排卵，建立正常的月经周期。卵泡的生长发育过程其实就是阳气的生长、升发、收藏，首诊时为黄体期，此时阳气收藏，阴血积聚，治疗以平补阴阳为主，选穴以任脉为主，配合养心安神穴位；二诊为卵泡期，此期阴盛至极，重阴必阳，针灸治疗应因势利导，行气活血，选穴加上调泌穴位，促使卵泡顺利发育排出；三诊为月经将来之时，选穴以背俞穴滋补肝肾，配合调补冲任穴位；四诊正值月经期，选穴以引气归元配合调泌穴位，月经经期、经量、经色逐渐恢复正常，机体处于适合受孕的状态，可大大提高胚胎移植的成功率。

三、病例回顾

本病例患者既往月经规律，两年前开始出现月经后期，B超监测提示卵泡发育缓慢，经针灸治疗后月经周期渐趋正常。因患者有双侧输卵管通而不畅病史，故建议继续接受IVF治疗，提高妊娠率。

四、西医诊查要点

初诊时，先确定不孕症的类别，再确定不孕症的原因。患者曾有2次妊娠史，均行人工流产术，术后未再自然怀孕，由此可确定为继发性不孕症。详细询问病史，患者月经周期延长，量偏少，色红，夹血块，输卵管不畅，妇科B超监测示卵泡发育缓慢，两次IVF失败，性激素六项未见明显异常。综上，考虑患者输卵管因素和卵巢因素均是导致不孕的直接原因，但以卵巢排

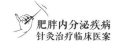

卵障碍为主，卵泡发育缓慢，窦状卵泡偏多，优势卵泡难以长成，最终形成不孕。

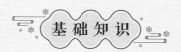

基 础 知 识

1. 卵泡生长发育周期：卵泡的生长发育从原始卵泡开始，通常女性每次月经周期只有一个原始卵泡在激素的调控下发育成熟，经过窦前卵泡、窦状卵泡（优势卵泡），最终形成排卵前卵泡（成熟卵泡）。原始卵泡由单层梭形前颗粒细胞包围的初级卵母细胞构成，原始卵泡发育到窦前卵泡的早期（初级卵泡），不受垂体促性腺激素的控制，其发育取决于卵泡本身的质量。到窦前卵泡的后期（次级卵泡），颗粒细胞内出现了卵泡刺激素、雌激素、雄激素受体，卵泡内膜细胞上出现黄体生成素受体，具备合成甾体激素的能力，这标志着卵泡可以接受垂体促性腺激素的控制，在雌激素和卵泡刺激素的协同作用下，卵泡继续发育成为窦状卵泡，其优先发育的卵泡成为优势卵泡，直径可达18mm。同时颗粒细胞内出现了黄体生成素和催乳素受体，此时形成了排卵前卵泡，此为卵泡发育的最后阶段，卵泡体积显著增大，直径可达18~23mm。卵泡破裂前36小时，黄体生成素峰出现，标志着卵泡即将排卵。

2. 排卵障碍的诊断标准：同时符合以下（1）、（2）及（3）中①~④中任意2项即可诊断。

（1）临床症状：月经周期失调（月经稀发，甚至闭经，或出现不规则阴道出血）。

（2）常规妇科检查：子宫、附件未见明显异常；子宫或有偏小，余未见明显异常；或子宫大小形态正常，一侧或双侧附件区可触及卵巢增大改变。

（3）相关辅助检查：①基础体温测定（BBT）：呈持续单相型3个月以上。②月经周期第11~14天B超监测排卵：未见优势卵泡发育及卵泡排出迹象。③性激素检查：LH/FSH>2，甚至达到3；E_2正常或稍偏高，水平较恒定，欠缺周期性变化；或月经周期第21~23天P<20nmol/L（在排卵后也就是在月经来潮前一周左右的黄体期检测P值，若高于20nmol/L，则排卵可能性大，反之排卵可能性较低）。④子宫内膜活检：月经周期第15~19天刮取子宫内膜组织送病理，病理结果为子宫内膜均呈增生期组织学变化，而无分泌期组织学变化。

3. 对于排卵障碍性不孕症患者，监测排卵日期，有助于提高妊娠率。目前常用测排卵的方法有5种，分别为：

（1）排卵检测试纸：原理是检测卵泡后期尿LH的峰值。卵泡期LH水平逐渐升高，在排卵前36小时达到高峰，一般持续48~50小时，然后迅速下降，建议在月经周期第11天开始检测，每天15:00—20:00，检测前2小时避免大量饮水和排尿，若试纸出现两条紫红色线条，则为阳性，预示未来36小时内会有排卵。此方法可作为辅助资料。

（2）基础体温测定：每日清晨醒后，在不讲话、不饮水、不活动的情况下，将水银温度计含于舌下5分钟，并记录结果，以体温升高0.3~0.5℃、持续4日以上可确定排卵，一般体温升高的前后2天是排卵期。此方法可作为参考依据，需要结合其他资料共同作出判断。

（3）阴道超声检测：一般从月经周期第11天开始隔日检测，记录卵泡的长、宽，出现优势卵泡后每天检测，当卵泡直径达到18~25mm时为成熟卵泡，准备排卵。阴道超声可显示优势卵泡的大小和数量，同时临床医师可以通过卵泡的生长情况、卵泡是否破裂、黄体内部回声出现和直肠子宫陷窝积液等来推测是否排卵和黄体的形成情况。

（4）血清孕酮测定：为可靠、客观的排卵检测方法。在月经来潮前一周左右，血清孕酮值若高于20nmol/L，提示排卵可能性大。

（5）子宫内膜活检：子宫内膜组织呈分泌期改变，提示卵巢有排卵。

五、中医经典阐释

1.《傅青主女科·种子》曰："妇人有下身冰冷，非火不暖……人以为天

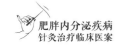

分之薄也，谁知是胞胎寒之极乎！……盖胞胎居于心肾之间，上系于心而下系于肾。胞胎之寒凉，乃心肾二火之衰微乎。故治胞胎者，必须补心肾二火而后可。方用温胞饮。"胞胎居于心肾之间，心肾火旺，才能有子，临床上在补肾的同时，也需要养心安神（图11-2）。

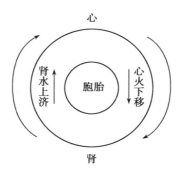

图 11-2　心肾脏腑关系

2.《四圣心源·卷十妇人解》记载："血生于木火，气化于金水，而土则四象之中气也，故养胎之要，首在培土。土运清则清其火金而上不病热，暖其水木而下不病寒。木温而火清，则血流而不凝也，金凉而水暖，则气行而不滞也。气血环抱而煦濡之，形神巩固，永无半产之忧矣。"本案虽属肾虚证，但在临床选穴中也重视脾胃的调理，土居中央，中气得运，四维旋转，气血周流，自然胎孕得保（图11-3）。

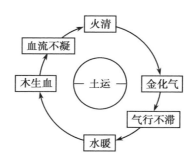

图 11-3　成孕脏腑关系

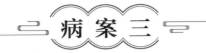

病 案 三

一、案例介绍

张女士，34岁，已婚，G₀。

初诊　2017年4月26日。

主诉：未避孕4年未孕。

现病史：患者已婚未孕4年，平素月经尚规律，28～30天一潮，LMP：2017年4月19日，量偏多，色略暗，少许血块，下腹坠胀感明显。既往有子宫内膜异位症、子宫内膜炎、左侧输卵管通而不畅病史，2016年行IVF未成功，现卵泡已取。刻下月经周期第8天，伴稀薄水样带下，淡黄色，疲惫感，不思饮食，大便溏烂，舌淡，苔白腻，脉弦。

辅助检查：外院宫腔镜检查提示慢性子宫内膜炎。

西医诊断：①不孕症；②子宫内膜炎；③子宫内膜异位症。

中医诊断：不孕症（脾虚湿蕴证）。

针灸治疗：

体针：中脘、天枢、关元、中极、子宫、阴陵泉、三阴交。毫针针刺，按照平补平泻原则，一周2～3次。

二诊　（2017年5月23日）正值月经周期第3天，月经量偏多，色稍暗，下腹部坠胀感明显，疲惫感，恶风畏寒，大便烂，舌淡，苔白腻，脉弦。针刺取穴在初诊处方基础上，去天枢、阴陵泉，加脑平、印堂、下脘、气海、内关、足三里。操作方法同初诊，气海行温针灸，每周针灸2～3次。

三诊　（2017年7月12日）LMP：2017年6月19日，5天干净，色转鲜红，下腹部坠胀感减轻，刻下少许腰酸，带下稍增多，质稠，舌红，苔白偏腻，脉弦滑。针刺取穴：丘脑、下丘脑、脾俞、肾俞、次髎、三阴交、水泉。操作方法同前，肾俞行温针灸，一周2～3次。

四诊　（2017年9月1日）LMP：2017年8月27日，就诊时月经基本干净，计

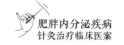
划本周期移植，少许心烦，舌红，苔白偏腻，脉弦。针刺取穴：脑平、印堂、本神、中脘、下脘、气海、关元、中极、肓俞、内关、足三里、三阴交。操作方法同前，嘱患者坚持每日针灸1次，直至移植当日。

二、针灸治疗思路

1. 本案不孕患者以带下异常为主要表现，四诊合参，辨证为脾虚湿蕴，临床以健脾化湿、补肾安神为主。首诊选穴以腹募穴为主，提高脾胃功能，配合经验效穴子宫穴调经止带；二诊值经期血瘀不畅，以补脾为主，兼化瘀通滞；三诊为经前期，以调补脾肾为主；四诊正值经后期，选穴以补肾健脾为主。连续针刺至移植当日，后患者顺利生产。

2. 子宫穴是本案中使用频率较高的一个穴位，子宫本身的疾病，如子宫肌瘤、子宫内膜炎、痛经等，都可以选用。子宫穴最早见于《千金翼方·妇人第二》："胞下垂，注阴下，灸夹玉泉三，随年壮三报之"，说的是子宫穴在玉泉（中极穴）旁开一寸半，灸其可治子宫脱垂，此位置与现代子宫解剖位置极为相近。至杨继洲《针灸大成》提出子宫穴的位置在中极穴旁开三寸，虽有医家提出异议，但疗效确切，因此这一说法沿用至今，本案中子宫穴的定位就在中极穴旁开三寸。

三、病例回顾

本案患者有子宫内膜异位症、慢性子宫内膜炎、左侧输卵管通而不畅病史，曾于多家医院求诊，效果欠佳。经针灸调治4个周期后，月经及带下症状改善明显。在移植周期患者遵医嘱每日至门诊接受针灸治疗直至移植当天，后收到患者来电报喜，诉移植成功，诞下一女。

四、西医诊查要点

本案患者从未有过妊娠史，未避孕1年以上并且从未有过妊娠，可诊断为原发性不孕。不孕症的原因有很多，常见的为盆腔因素和排卵障碍，结合患者既往子宫内膜异位症、慢性子宫内膜炎及输卵管通而不畅病史，可判断不孕的原因主要为盆腔因素中的盆腔炎，其子宫及输卵管环境均不利于妊娠，针灸治疗的重点应从改善盆腔环境，促进受精卵顺利着床入手。

1. 盆腔炎性疾病是女性上生殖道的一组感染性疾病，主要包括子宫内膜炎、输卵管炎、输卵管卵巢脓肿、盆腔腹膜炎。临床诊断方法主要包括妇科检查（最低标准）、实验室检查（附加标准）及病理或影像学检查（特异标准）。因其临床表现差异性较大，临床诊断准确性不高，只要符合妇科检查的最低诊断标准，即可按经验给予抗生素治疗。如若未能得到及时、彻底的治疗，可造成病情迁延难愈，严重影响女性的生殖健康。其诊断标准见表11-1。

表11-1　盆腔炎诊断标准

标准	指征
最低标准	宫颈举痛或子宫压痛或附件区压痛
附加标准	体温超过 38.3℃（口表）
	宫颈或阴道异常黏液脓性分泌物
	阴道分泌物湿片出现大量白细胞
	红细胞沉降率升高
	血 C 反应蛋白（CRP）升高
特异标准	实验室证实的宫颈淋病奈瑟球菌或衣原体阳性
	子宫内膜活检组织学证实子宫内膜炎
	阴道超声或磁共振检查显示输卵管增粗、输卵管积液伴或不伴有盆腔积液、输卵管卵巢肿块
	或腹腔镜检查发现盆腔炎性疾病征象

2. 女性不孕的原因十分复杂，明确不孕症的原因，才能在治疗中做到有的放矢。从流行病学角度，不孕症的原因分为生物学因素、环境因素

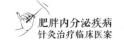
和社会因素。医学干预主要针对生物学因素。生物学因素在女性方面主要是器质性病变、内分泌因素、免疫因素、精神因素等，在男性方面为精液异常、性功能障碍、免疫因素等。总的来说，不孕症常见原因在女性为盆腔因素、排卵障碍，在男性为生精障碍和输精障碍。盆腔因素约占女性不孕原因的35%，包括输卵管疾病、盆腔粘连、盆腔炎症、子宫内膜异位症、子宫肌瘤等；排卵障碍约占25%～35%，具体原因包括持续性无排卵、多囊卵巢综合征、卵巢早衰和功能减退、先天性腺发育不良等。

五、中医经典阐释

1.《傅青主女科·腰酸腹胀不孕》云："妇人有腰酸背楚，胸满腹胀，倦怠欲卧……谁知是任督之困乎，夫任脉行于前，督脉行于后，然皆从带脉之上下而行也。故任脉虚则带脉坠于前，督脉虚则带脉坠于后，虽胞胎受精亦必小产。况任督之脉既虚，而癥瘕之症必起……方用升带汤。"任脉、督脉受困，带脉失于维系，自然难于受孕（图11-4）。

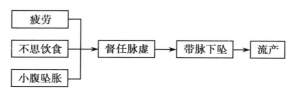

图 11-4　流产病机

2.《傅青主女科·胸满不思食不孕》曰："然则脾胃之气虽充于脾胃之中，实生于两肾之内。无肾中之水气，则胃之气不能腾；无肾中之火气，则脾之气不能化。惟有肾之水火二气，而脾胃之气时能升腾而不降也。治法必以补肾气为主，但补肾而不兼补脾胃之品，则肾之水火二气不能提于至阳之上也。"胞胎系于肾，胞胎的稳固需要肾气的充实，脾胃为后天之本，脾胃健则生精自易（图11-5）。

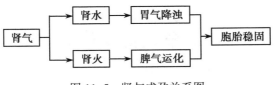

图 11-5　肾与成孕关系图

3.《四圣心源·带下》言："带下者，阴精之不藏也……带者，任脉之阴旺，带脉之不引也。五脏之阴精，皆统于任脉，任中阳秘，带脉横束，环腰如带，为之收引，故精敛而不泄。"带脉起于胁下，环身一周，约束诸脉，腰以下部位，需要带脉的维系才能维持正常的位置。本案患者下腹坠胀、带下水样，皆为带脉虚弱表现，临床治疗中，需要调补脾肾，巩固冲、任、督、带。

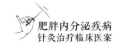
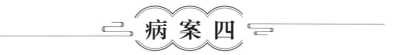

一、案例介绍

聂女士，40岁，已婚，$G_1P_0A_1$。

初诊 2015年8月28日。

主诉：未避孕4年未孕，要求调理助孕。

现病史：患者已婚9年，2011年孕60天流产，至今未孕。既往取卵泡7次，2013年、2014年分别行IVF，均未成功。现无卵泡储备，需重新取卵泡。外院检查提示右侧卵巢萎缩，卵巢功能差，卵泡数量少、质量差。素来月经周期正常，经期长达10余天，后期淋漓，LMP：2015年8月21日，量少，色暗红，无血块，略有痛经，现值月经周期第8天，仍有少量暗红色分泌物，出汗多，夜眠差，舌尖红，苔薄白，脉细偏数。既往有子宫内膜异位症、子宫肌瘤病史。

辅助检查：外院检查提示右侧卵巢萎缩，卵巢功能差，卵泡数量少、质量差。

西医诊断：①继发性不孕症；②卵巢功能储备不足；③子宫腺肌病；④子宫肌瘤。

中医诊断：不孕症（肾虚血瘀证）。

针灸治疗：

体针：脑平、印堂、本神、中脘、下脘、气海、关元、调气、断红、足三里、隐白。毫针针刺，断红用捻转手法强刺激，余穴按照平补平泻原则。连续针刺3天后，月经干净无继续拖尾。

二诊 （2015年9月22日）因工作出差原因未规律治疗，是日来诊正值月经周期第3天，量少，色偏暗，有少许痛经、经行不畅感，出汗多，眠差，舌尖红，苔薄白，脉细偏数。针刺取穴：丘脑、下丘脑、本神、中脘、气海、关元、卵巢1、卵巢2、内关、三阴交、照海、隐白。操作方法同初诊，隐白点刺，一周治疗2～3次。

三诊（2015年10月15日）LMP：2015年9月20日，9天干净，量较前稍增多。刻下少许腰酸，梦多，出汗较前减少，舌尖红，苔薄白，脉滑。针刺取穴：脑平、本神、心俞、膈俞、肾俞、次髎、三阴交、水泉。操作方法同前。

四诊（2016年12月21日）LMP：2016年12月18日，12月19日于外院行药物促排，现有5个卵泡，拟12月28日取卵泡。PMP 2016年11月18日，再前次月经是2016年10月19日，量可，7～8天干净。现值月经周期第4天，量可，色红，无明显痛经，睡眠浅，舌红，苔薄白，脉滑。针刺取穴：脑平、本神、丘脑、下丘脑、中脘、气海、关元、肓俞、足三里、三阴交。操作方法同前，气海行温针灸，一周2～3次，直至怀孕。

二、针灸治疗思路

1．本案是以月经淋漓不净为主要表现的不孕症。四诊合参，辨证为脾肾两虚，瘀血阻络，首诊治疗以补益脾肾、益气止血为主；二诊痛经表现明显，配伍经验效穴卵巢1、卵巢2以调理经血；至三诊时月经量较前增多，选穴以补肾利水为主；四诊时月经已趋于正常，选用促排卵、调冲任之穴位。取卵成功后坚持针灸调理，患者顺利生子。

2．调神思想在不孕症的临床治疗中占有重要地位。近代医家已逐渐认识到情志因素在不孕症的作用，如精神紧张、忧思过度，可致肝气郁结，气血运行不畅，月经失调，最终胞宫不能摄精成孕。不孕症患者求子心切，忧思过重又加重不孕，因此调神须贯穿不孕症治疗的全过程。临床上多选脑平、印堂、本神等督脉穴位，以通督调神，也会选择丘脑、下丘脑等调泌针法的穴位，以调整阴阳、安神镇静。

三、病例回顾

本病例患者已婚9年，一直未能成功怀孕，求子心切。既往曾多次取卵，无奈卵泡质量差，两度行IVF治疗均未成功。通过针刺调理，结合现代医疗

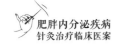
手段，2016年12月28日取卵后成功配卵3个，配卵后继续坚持针灸调理，于2017年底成功诞下健康婴儿。

四、西医诊查要点

明确不孕症的病因是诊断的重点。本案患者属于继发性不孕，结合患者既往卵巢萎缩、子宫内膜异位症、子宫肌瘤病史，考虑不孕的原因主要为盆腔和卵巢两大因素。临床上对月经周期紊乱、年龄≥35岁、卵巢窦状卵泡计数持续减少、长期不明原因不孕的女性，需要首先考虑排卵障碍的病因。本案患者欲行IVF，但因卵泡质量欠佳影响妊娠结局，结合既往检查结果，考虑卵巢储备功能不足为不孕的主要因素。盆腔因素也有，但不占主要方面。

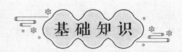

1. 卵巢储备功能是指卵巢中留存卵子数量的多少，当卵巢中卵子数量降到了阈值以下，称卵巢储备能力降低。卵巢储备功能不足，会引发妊娠率降低、流产率升高、平均生育间隔延长。由于卵巢产生卵子的能力与性激素内分泌功能并不一致，临床缺乏统一的评价指标，因此需要从多方面来评价卵巢的功能，常见的有年龄、性激素水平、卵巢超声检查、卵巢刺激试验等。

（1）年龄：一般认为年龄≥40岁，卵巢功能下降，卵子质量降低，明显影响IVF妊娠的结局。

（2）基础性激素水平：①卵泡刺激素（FSH）：基础FSH水平可随年龄的增长而升高，但并不稳定，一般FSH≥10~15IU/L，可提示卵巢功能下降。②雌激素：卵泡生长期间可产生雌激素，较高的FSH会刺激卵泡生长，因此卵巢功能降低时雌激素会明显升高。③FSH/LH：FSH/LH比值升高，提示卵巢功能降低，与FSH、雌激素基础水平相比，FSH/LH比值更敏感，更具有指导意义。一般认为FSH/LH比值＞3.6，机体对促排卵反应差，周期取消率增加。④抑制素B（INH B）：一般认为卵巢功能下降时INH B值应<40~56ng/L。INH B是转化生长因子β超家族成员，主要由生长的窦前和窦状卵泡的颗粒细胞产生，这些卵泡群在不同周期内有变异，因此INH B有周期内变异，其对垂体FSH的合成和分泌具有负反馈调节作用，相较其他血清检查项目，更能作出及时评价。

（3）卵巢超声检查：对预测卵巢储备和卵巢反应性准确性较高，周期间差异较小，与年龄同为卵巢储备和卵巢反应性预测的首选指标。窦状卵泡数<5~10个、平均卵巢直径<20mm、卵巢血流速度降低等，都是卵巢功能降低的表现。

（4）卵巢刺激试验：即在月经周期第5~9日每日口服氯米芬片100mg，并于月经周期的第3天和第10天检测血FSH水平。氯米芬具有抗雌激素作用，可使血FSH水平升高，功能正常的卵巢，其生长发育的卵泡可产生足量的INH B和雌激素来对抗血FSH过度升高；若刺激周期第10天FSH>10IU/L或给药前后血FSH水平之和>26IU/L，即预示卵巢功能低下。其他指标判断不明时，可选择本指标进一步评估。

2. 卵泡质量的好坏，直接影响胚胎的质量，如何正确评价一个卵泡是否成熟，对临床治疗具有重要意义。每一个成熟卵泡都是从原始卵泡发育而来的，原始卵泡可休眠数十年，在合适时机，经过至少9个月成为窦前卵泡，再经过3个月经周期才能成为成熟卵泡，在卵泡生长的最后阶段，约需15日即可完成卵泡的迅速生长。相较其他时期的卵泡，成熟卵泡的卵泡液增多，卵泡腔增大，卵泡向卵巢面突出，卵泡周围血流丰富，卵丘突出于卵泡腔，出现放射冠和透明带，卵泡体积显著增大，直径可达18~23mm。卵泡成熟后，待黄体生成素峰值出现，即可排出卵细胞，完成排卵。

五、中医经典阐释

1.《傅青主女科·种子》曰："妇人有瘦怯身躯，久不孕育，人以为气虚之故，谁知是血虚之故乎……肾为肝之母，母既泄精，不能分润以养其子，则木燥乏水，而火且暗动以铄精，则肾愈虚……此阴虚火旺不能受孕。"古人认为胞胎上系于心包，下系于命门。系心包者通于心，心者阳也；系命门者通于肾，肾者阴也。胞胎为阴中有阳、阳中有阴之腑，阴阳协和，才能变化生人。肾阴虚损，热传胞胎，燥火偏盛，自然难于生子（图11-6）。

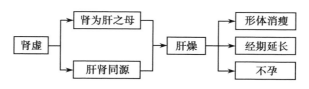

图 11-6　肾虚肝燥与不孕

2. 本案虽是以不孕为主诉来治疗，但却是以月经漏下为主要表现。《罗元恺医案选》对崩漏有独到的见解，认为在出血期用补脾摄血之法，虽能取效一时，但不能促进排卵，恢复正常月经周期，因而崩漏容易反复，因此补脾必须补肾。肾为先天之本，五脏之阴气，靠肾阴来滋养；五脏之阳气，靠肾阳来生发。月经的正常出现与停止，更取决于肾气的盛衰。出血期以补脾为主，出血缓止后着重补肾，间调肝脾（图11-7）。

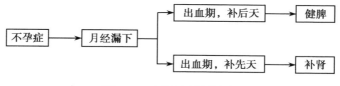

图 11-7　不孕症治则治法

参考文献

[1] 傅山. 傅青主女科[M]. 北京：人民卫生出版社，2015.

[2] 谢幸，孔北华，段涛. 妇产科学[M]. 9版. 北京：人民卫生出版社，2018.

[3] 魏丽坤，张雷，王蔼明. 子宫内膜容受性的评价及其改善措施[J]. 生殖与避孕，2008，28（5）：298-303.

[4] 廖旖欣，全松. 卵巢储备功能的评估与控制性卵巢刺激方案的选择[J]. 实用妇产科杂志，2019，35（5）：324-326.

[5] 张玉珍，罗颂平. 罗元恺教授调经、助孕、安胎的思路与方法[J]. 广州中医药大学学报，2004，21（5）：352-355.

[6] 刘静，吴耀持，王倩，等. 针刺周期疗法对排卵障碍性疾病的促排卵效应[J]. 西部中医药，2014（5）：35-37.

[7] 徐金龙，杨增荣，钱婧，等. 分期针灸对IVF-ET反复移植失败患者子宫内膜厚度的影响[J]. 上海针灸杂志，2018，37（2）：200-204.

[8] 肖达，张群. 针灸治疗不孕症的研究进展[J]. 上海针灸杂志，2015（1）：80-84.

[9] 陈芊，郝翠芳. 针灸对体外受精-胚胎移植者妊娠结局的影响[J]. 中国针灸，2015，35（4）：313-317.

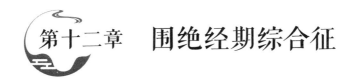

第十二章　围绝经期综合征

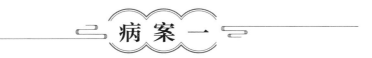

病案一

一、案例介绍

郭女士，48岁，已婚，$G_1P_1A_0$。

初诊 2017年11月21日。

主诉： 月经稀发半年，伴心烦、失眠2年。

现病史： 患者既往月经规律，近半年开始出现月经稀发，1～3个月一潮，月经量稍多，色淡红，行经约7天干净，经期畏寒，疲倦感明显。LMP：2017年9月20日，经期持续7天，量稍多，质地稀薄，色淡红，现未至。近2年容易心烦不宁、失眠、腰背部酸痛。舌暗红，苔薄白，脉沉细。

辅助检查： FSH 75U/L，LH 60U/L，E_2 73.2pmol/L。hCG正常。甲状腺功能正常。妇科B超：子宫及附件未见异常。

西医诊断： 围绝经期综合征。

中医诊断： 绝经前后诸证（肾阳不足证）。

针灸治疗：

体针： 脑平、印堂、丘脑、下丘脑、垂体、内关、中脘、下脘、气海、关元、卵巢1、三阴交、太溪。毫针针刺，按照平补平泻原则，留针30分钟。次髎火针点刺。每周针刺2次。

中药： 右归丸加减。熟地20g，白芍15g，茯神30g，山药15g，菟丝子15g，枸杞子15g，当归10g，杜仲10g，葛根15g，甘草5g。每日1剂，早晚温服。

二诊 （2017年12月12日）LMP：2017年12月8日，量可，色偏暗，无明显血块，现基本干净，心烦症状较前改善，眠差，仍时有腰酸，舌暗红，苔薄白，脉沉细。针灸：初诊处方加本神，操作方法同前，隔天针刺。中药续服前方。

三诊 （2018年1月10日）经一个月中药、针刺治疗后，诉睡眠、腰酸较前改善，月经未至，继续巩固治疗。

二、针灸治疗思路

本案患者将步入绝经阶段，因患者对继续维持月经来潮无特殊要求，故针刺重点不在于调经，而在于减轻伴随的不适症状，帮助自然过渡至围绝经期。总体治疗以补肾助阳为主，兼以宁心安神。结合辨证，考虑患者主要以肾阳不足为主，《难经·六十六难》曰"五脏六腑之有病者，皆取其原也"，太溪为肾经原穴，关元是人身阴阳元气交关之处，气海是人体先天元气聚会之所，三穴合用有补益肾阳的作用。中脘为胃之募穴，下脘乃任脉与足太阴经之交会穴，三阴交为足三阴经的交会穴，可调补肝、脾、肾三经气血，《景岳全书·新方八略引》曰"善补阳者，必于阴中求阳，则阳得阴助而生化无穷"，针刺中脘、下脘、三阴交有健脾、调三焦、补阴助阳的作用。点刺次髎刺激膀胱经腰骶部穴位，针对盆腔局部神经刺激，缓解盆腔炎症状。

西医学认为，卵巢功能衰退是本病发生的主要原因。其症状主要与孕激素、雌激素水平下降，对垂体的负反馈增强，引起下丘脑和垂体的功能亢进，造成自主神经紊乱、血管舒缩不稳相关，处方中丘脑、下丘脑、垂体、卵巢为效验穴，有助于恢复HPO轴平衡。

三、病例回顾

本病例患者年龄48岁，近2年开始出现心烦不宁、失眠、腰酸等表现，近半年开始出现月经稀发。在针灸结合中药治疗后，心烦不宁、腰酸等症状能很快得到控制，此后每周接受两次针灸治疗，间中服中药调整，心烦、失眠、腰酸等症状明显改善，随访1年后月经自然停闭。

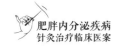
四、西医诊查要点

1. 围绝经期综合征主要根据患者年龄、病史、症状、体格检查以及辅助检查作出诊断，其中辅助检查包括性激素检查、妇科B超、诊断性刮宫手术、骨密度检查等。心电图或心脏彩超、甲状腺功能等有助于诊断与鉴别诊断。

2. 本案患者接近七七之年，结合月经稀发、心烦、失眠、腰酸等症状，不难判断为围绝经期综合征。但仍需注意排除妊娠及器质性病变可能。此外，还须与心血管疾病、精神心理疾病、甲状腺疾病等鉴别。

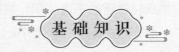

基 础 知 识

人的一生自胚胎开始直至死亡是一个生长、发育、衰老的不断变化的过程。随着年龄的增长，卵巢功能自然衰退所造成的绝经称为自然绝经。人工绝经指其年龄尚未属更年期，由于某些疾病的原因手术切除双侧卵巢（同时切除或未切除子宫），或因放射治疗（或化学疗法）使卵巢功能永久性停止。单独切除子宫而保留一侧或双侧卵巢者，不能列为人工绝经。因为月经虽然终止，但卵巢仍有内分泌功能。综上，本案患者当属自然绝经。

卵巢功能衰退是本病发生的主要原因。围绝经期开始，卵巢逐渐萎缩，皮质变薄，卵泡数目明显减少，遗留的少数卵泡对促性腺激素不敏感，以致卵泡成熟障碍而不能排卵，黄体形成不良，孕激素分泌减少，雌激素失去拮抗影响，从而引起子宫内膜增殖，导致异常子宫出血。若血液中雌激素含量也开始减少，直至不能刺激子宫内膜时，月经就由稀发到闭经，同时雌激素对垂体的负反馈增强，引起下丘脑和垂体的功能亢进，表现为FSH、LH增多，这种内分泌的变化会影响自主神经中枢的正常活动，并且涉及下丘脑释放激素及神经介质，造成自主神经紊乱、血管舒缩不稳、精神抑郁等症状，还可引起钙磷代谢异常及骨质疏松。

五、中医经典阐释

1.《景岳全书·妇人规》:"妇人于四旬外,经期将断之年,多有渐见阻隔,经期不至者。当此之际,最宜防察。若气血和平,素无他疾,此固渐止而然,无足虑也。若素多忧郁不调之患,而见此过期阻隔,便有崩决之兆。若隔之浅者,其崩尚轻;隔之久者,其崩必甚,此因隔而崩者也。"妇女七七之年,肾气渐衰,天癸渐竭,冲任二脉逐渐亏虚,月经将断而至绝经,在此生理转折时期,受身体内外环境的影响,如素体阴阳有所偏衰,或素性抑郁,或宿有痼疾,或家庭、社会等环境变化,易导致肾阴阳平衡失调而发病。

2."肾为先天之本",又"五脏相移,穷必及肾",故肾之阴阳失调,每易波及其他脏腑。而其他脏腑病变,久则必然累及肾,故本病之本在肾,常累及心、肝、脾等脏,致使本病证候复杂。

六、针药运用

在此病案中,患者近半年开始月经稀发、不能规则而至。经期畏寒,疲倦感明显,腰背部酸痛,脉沉细都是肾阳不足的表现;针对因肾阳不足所致的月经不规则,在《景岳全书·肾虚经乱》中提到可用右归丸。其组成为熟地、山萸肉、山药、熟附子、肉桂、菟丝子、鹿角胶、枸杞子、当归、杜仲。诸药合用,肝、脾、肾阴阳兼顾,虽以温肾阳为主,妙在阴中求阳,使阳得以归源,绝经前后诸证自然得消;肾经亏虚,冲任二脉生化乏源,导致月经稀发,针灸治疗选穴以肾经、冲任二脉为主,兼配伍调泌组穴丘脑、下丘脑、卵巢1、垂体等,针药合用,肝、脾、肾三经气血得以充盛,症状自然得以痊愈。

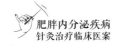
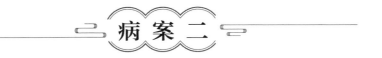

一、案例介绍

周女士，44岁，适龄婚育，$G_2P_1A_1$。

初诊 2011年4月7日。

主诉：月经不规则1年。

现病史：患者近1年开始出现月经不规则，周期先后不定期，每次持续约5~7天，色暗，量少，有血块，畏寒，手脚不温，伴耳鸣、烦躁、汗出、眠差、记忆力下降。LMP：2011年3月6日，持续6天，量少，色暗，有血块。舌质淡胖，边有齿痕，苔白，脉沉细无力。

辅助检查：FSH 60U/L，LH 40U/L。妇科B超：未见明显异常。

西医诊断：围绝经期综合征。

中医诊断：月经不规则（肾阴阳两虚证）。

针灸治疗：

体针：脑平、印堂、神门、中脘、关元、足三里、三阴交、交信。毫针针刺，按照平补平泻原则，关元采用温针灸，留针30分钟，隔天针刺。

中药：定经汤加减。熟地15g，当归10g，白芍15g，菟丝子15g，茯苓15g，山药15g，柴胡10g。每日1剂，早晚温服，共7剂。

二诊（2011年5月8日）连续针刺1个月后，耳鸣减轻，睡眠改善，仍觉烦躁，月经暂未来潮，舌质淡胖，边有齿痕，苔白，脉沉细。针灸在原方基础上易交信为照海，加太冲，增加神阙隔盐灸。中药在初诊方基础上加牡丹皮15g，煎服方法同前。

隔盐灸操作方法及频次：用盐填满肚脐，略高于周围皮肤，再用艾炷进行艾灸，一周2次。

三诊（2011年5月15日）5月10日月经来潮，量偏少，现基本干净，疲惫感明显，手足不温改善，舌质淡胖，边有齿痕，苔白，脉沉细。针刺加下脘、气海，气海温针灸及神阙隔盐灸；中药在初诊处方上加墨旱莲、女贞子，煎服方法同前。

二、针灸治疗思路

《医学纲目·调经》曰："月经不调，取中极、三阴交、肾俞、气海"，《景岳全书·经脉为妇人之本》："月经之本，所重在冲脉，所重在胃气，所重在心脾，生化之源耳。"本针灸方案中选取中脘、关元。其中中脘理中焦，调升降；关元培肾固本，而肾又主先天之气，故可调脾胃，补肝肾，调补阴阳。交信，交，交流、交换也；信，信息也；肾经经气由此交于三阴交穴。同时它又是阴跷脉郄穴，"阴经郄穴多治血证"。诸穴合用，共奏补肾填精、调补阴阳之功。

三、病例回顾

本病例患者年龄44岁，近1年出现月经先后不定期，色暗，量少，伴耳鸣、烦躁、汗出、眠差等症状，在针灸结合中药治疗后，耳鸣、睡眠症状很快改善，此后每周约接受针灸治疗2次，间中服中药调整，月经基本可规律而至，伴随症状也明显改善。

四、西医诊查要点

1. 诊断时，首先要明确月经不规则的原因。月经周期改变是围绝经期最早出现的临床症状之一，可表现为：①月经周期延长，经量减少，最后绝经；②月经周期不规则，经期延长，经量增多，甚至大出血或出血淋漓不断，然后逐渐减少而停止；③月经突然停止，较少见。患者月经不规则，无异常出血，同时伴有烦躁、汗出、眠差等血管舒缩症状，结合妇科B超及抽血检查，可明确诊断。

2. 对于围绝经女性，除了需要完善性激素（了解体内性激素水平）、妇科

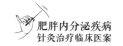

B超检查（可排除子宫、卵巢肿瘤，了解子宫内膜厚度）外，根据临床症状，还可选择性行分段诊刮及子宫内膜病理检查以除外子宫内膜肿瘤，以及测定骨密度等了解有无骨质疏松。

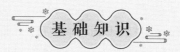
基 础 知 识

1. 诊断性刮宫通过刮取子宫内膜作病理检查，来判断卵巢有无排卵、卵巢激素水平。子宫异常出血时，诊断性刮宫不仅能起到诊断作用，而且还能可起到治疗作用，因为刮宫后往往达到止血目的。如果想了解卵巢有无排卵，就应该选择月经前或月经来潮12小时内；如果是异常子宫出血，可根据情况随时诊刮。其分一般诊刮和分段诊刮。一般诊刮，适用于内分泌异常需了解子宫内膜变化及对性激素的反应、有无排卵、有无结核等症。分段诊刮指操作时先刮颈管再刮宫腔，将刮出物分别送病理检查，适用于诊断子宫颈癌、子宫内膜癌及其他子宫恶性肿瘤，并可了解癌灶范围。

2. 妇女从围绝经期开始，骨质吸收速度大于骨质生成，促使骨质丢失而致骨质疏松。围绝经期开始是防治骨质疏松症的关键时期，应适时进行骨密度测量，及时发现骨量变化。骨密度测定中通常用T值来判断骨密度是否正常，正常值参考范围在−1至＋1之间；当T值低于−2.5时为骨质疏松。

五、中医经典阐释

《妇人大全良方·调经门》记载："夫妇人月水不调者，由劳伤气血致体虚……若风冷之气客于胞内，伤于冲任之脉……冲任之脉皆起于胞内，为经络之海……月水是经络之余，若冷热调和，则冲脉、任脉气盛……血宣流根据时而下。若寒温乖适，经脉则虚……故月水乍多乍少，故为不调也……治妇人病，多是月经乍多乍少，或前或后，时发疼痛，医者一例呼为经病。不曾说是阴胜阳、是阳胜阴……盖阴气胜阳，则胞寒气冷，血不营运……故令乍少而在月后。若阳气胜阴，则血流散溢……故令乍多而在月前。当知阴阳，谓其气血，使不相胜，以平为福"，提出了调和阴阳气血的重要性（图12-1）。

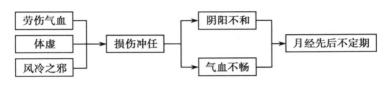

图 12-1　月经与阴阳气血关系图

六、针药运用

1. 此病案中，患者自1年前见月经不规律，前先后不定期，伴色暗量少有血块。患者平素畏寒肢冷，又见耳鸣、烦躁，眠差，记忆力差，耳鸣、烦躁等症状，都是肾阴阳两虚的表现。

2. 针对病案肾阴阳两虚的月经不规则，采用定经汤加减治疗。定经汤见于《傅青主女科》，组成为菟丝子、白芍、当归、熟地、山药、茯苓、荆芥穗、柴胡。本方以补肝肾为主，肝肾之精得补，配伍疏肝之品，经期定矣；针灸治疗选穴以督脉、任脉、足少阴肾经、足厥阴肝经穴位为主。初诊患者烦躁、耳鸣症状明显，神无所依，精气失守，扰乱子宫冲任，故月经紊乱，选穴以宁心安神为主；二诊时烦躁症状好转，配伍太冲疏肝，照海调经；三诊时配伍健脾穴位，肝、脾、肾三经同调；针灸、中药共用，共奏调肝肾、疏肝郁、补肾精之功，月经自然如期而至。

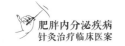
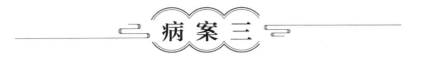

一、案例介绍

吴女士，51岁，适龄婚育，$G_1P_1A_0$。

初诊 2018年4月3日。

主诉： 绝经后眠差、烦躁1年余。

现病史： 患者闭经1年余，闭经后无异常阴道出血，容易烦躁，睡眠质量差，潮热汗多，五心烦热，容易疲劳，偶有心慌心悸，腹部肥胖，口干、无口苦，大便质硬难解，小便正常，舌红少苔，脉弦细。体重56kg，腰围76cm。

辅助检查： 心电图、甲状腺功能、甲状腺彩超未见异常。

西医诊断： 围绝经期综合征。

中医诊断： 绝经前后诸症（肝肾阴虚证）。

针灸治疗：

体针： 脑平、印堂、本神、气海、关元、神门、足三里、太溪。平补平泻，留针30分钟，隔天针刺。

刺络放血： 肝俞、脾俞、肾俞；在皮肤常规消毒后，局部浅刺再拔火罐，以吸出少量血液为主；每次选取其中2~4个穴位，每周一次。

中药： 中成药六味地黄丸口服。

二诊 （2018年4月17日）连续针刺2周后，患者睡眠稍改善，情绪稳定，大便干结，3日一行，余症同前，舌红少苔，脉弦细。针刺在原方基础上去足三里，加阳陵泉、三阴交、照海，隔天针刺，配合刺络放血治疗。中药同前方案。

三诊 （2018年5月3日）病史同前，现眠可，潮热出汗减少，大便质软，2~3日一行，间中有烦躁，舌红少苔，脉弦。继续针刺巩固治疗。

二、针灸治疗思路

本案是以绝经前后诸症为主要表现，考虑患者以阴虚为主，故针灸时选取脑平、印堂、本神以调神，加气海、关元、足三里、太溪滋补肝肾；二诊配合照海滋阴清热，热去而神自安，并加入三阴交、阳陵泉二穴，三阴交滋阴且可调补肝、脾、肾三脏，阳陵泉疏肝利胆，二穴疏肝调脾，有阴阳互根互用之意。

本案例采用点刺背部腧穴，肝俞、脾俞、肾俞点刺放血，调肝健脾，同时阴虚久则阴滞，刺激膀胱经，激发经气，对肝肾阴虚致阴血滞有行血活血的作用。

三、病例回顾

本病例患者年龄51岁，自然闭经1年余，现眠差、烦躁、潮热汗多、五心烦热，心慌心悸，为典型的绝经期表现，经针灸配合中药治疗后，上述症状很快得到缓解。

四、西医诊查要点

患者近年绝经，绝经后存在失眠、烦躁等症状，结合检查，可明确诊断为围绝经期综合征。同时行心电图、甲状腺功能、甲状腺彩超等检查，以初步排除心脏疾病、甲状腺功能亢进等疾病。各种原因所致的卵巢功能衰竭、卵巢分泌的雌激素减少为围绝经期综合征症状出现的根本原因。一旦雌激素减少，就会引发器官和组织的退行性变化，出现一系列的症状。

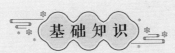

基 础 知 识

1. 围绝经期综合征是指妇女绝经前后由于性激素波动或减少所致的一系列躯体及精神心理症状。最典型的症状是潮热、潮红。大多数妇女可

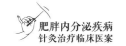

出现轻重不等的症状，有人在绝经过渡期症状已开始出现，持续到绝经后2～3年。人工绝经者往往在手术后2周即可出现围绝经期综合征，可持续2年之久。

（1）月经改变：是最早出现的临床症状，表现为月经周期延长或月经周期不规则、经期延长或经量减少，最后月经停闭。

（2）血管舒缩症状：表现为潮热、出汗，是围绝经期综合征最突出的特征性症状。持续数秒至数分钟不等，发作频率每天数次至30～50次。夜间或应激状态易促发。此种血管功能不稳定可历时1年，有时长达5年或更长。

2. 如果得不到很好的治疗，还可能出现多种并发症。①自主神经系统功能紊乱伴有神经心理症状的综合征，可有2种类型：兴奋型、抑郁型。②泌尿生殖道症状：外阴及阴道萎缩，膀胱及尿道的症状，子宫脱垂及阴道壁膨出。③心血管症状：部分患者有假性心绞痛，有时伴心悸、胸闷；少数患者出现轻度高血压，特点为收缩压升高、舒张压不高，阵发性发作，血压升高时出现头昏、头痛、胸闷、心悸。④骨质疏松：妇女从围绝经期开始，骨质吸收速度大于骨质生成，促使骨质丢失而骨质疏松。

3. 激素替代治疗（hormone replacement therapy，HRT）是指对存在雌激素缺乏的绝经后妇女补充雌激素及孕激素以缓解其更年期症状的治疗。在生育期卵巢周期性产生雌激素和孕激素，雌、孕激素协同作用，维持女性健康生理。女性40岁后，卵巢功能逐渐衰退，直至绝经。雌激素水平明显下降导致妇女身心功能异常，产生潮热、出汗等一系列症状，称为更年期综合征。通过HRT，可缓解由于雌激素缺乏引起的潮热、出汗、烦躁、抑郁、乏力、睡眠障碍、心悸、头痛等更年期症状。常用药物有雌激素，主要包括雌二醇（E_2）、雌酮（E_1）、雌三醇（E_3）和结合雌激素（CE）等。

五、中医经典

1.《素问·上古天真论》曰："女子七岁肾气盛，齿更发长……七七任脉虚，太冲脉衰少，天癸竭"，患者绝经后存在失眠、烦躁等症状，总归是由于肾气渐亏，天癸将竭，精血不足，阴阳平衡失调；阳不入阴、阳失潜藏，故见失眠、烦躁诸症状。

2.《景岳全书·不寐》曰："凡思虑劳倦，惊恐忧疑，及别无所累而常多不寐者，总属真阴精血之不足，阴阳不交，而神有不安其室耳"，"心藏神，为阳气之宅也……阳有所归，故神安而寐……阳为阴抑，则神索不安，是以不寐也……故欲求寐者，当养阴中之阳，及去静中之动，则得之矣"，所以针刺的时候要注重阴阳的调整。《景岳全书·新方八略引》曰："善补阴者，必于阳中求阴，则阴得阳升而泉源不竭"，故临床选穴在选取滋阴穴位的同时，要配伍阳经穴位，取其互根互用之意。

六、针药运用

1. 在此病案中，患者1年前开始出现闭经，伴有眠差，烦躁，疲劳，潮热汗多，五心烦热，偶有心慌心悸，口干，大便质硬难解。舌质偏红，苔少，脉细数，辨证为肝肾阴虚证。

2. 肾经循行"从肾上贯肝膈，入肺中，循喉咙，挟舌本……从肺出，络心，注胸中"，因此患者烦躁、潮热、口干等症状均与肾经有关，选穴以肾经为主，配合调神穴位，并点刺放血激发经气，二诊时症状改善，加强疏肝调脾穴位，肝肾二经通调，诸证消失。配合中药六味地黄丸口服加强滋补肝肾，共奏功效。

参考文献

[1] 谢幸，孔北华，段涛. 妇产科学[M]. 9版. 北京：人民卫生出版社，2018.

[2] 谢长才. 肥胖内分泌疾病针灸治疗[M]. 北京：人民卫生出版社，2016.

[3] 中华医学会妇产科学分会绝经学组. 绝经期管理与激素补充治疗临床应用指南[J]. 中华妇产科杂志，2013，48（10）：795-799.

第十三章　卵巢早衰

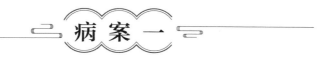

病 案 一

一、案例介绍

张女士，25岁，未婚，G_0。

初诊　2018年1月29日。

主诉：月经后期12年，停经半年余。

现病史：患者自月经初潮起，即出现月经后期，来则量少、色淡，夹杂少量血块，月经推迟7天至两个月不等，LMP：2017年7月12日，现服用戊酸雌二醇片（补佳乐）催经，但月经数月未至。平素身体欠佳，畏寒，四肢冰凉，易疲劳，白带量中，质地清稀，行经时小腹隐隐作痛，喜暖喜按，经前乳房胀痛，行经时胀痛缓解。纳可，眠一般，二便调。舌质淡红，舌苔薄白，边有少许齿痕，脉沉细。既往诊断为双侧乳腺结节、卵巢早衰。

辅助检查：2016年11月29日查性激素两项示FSH 76.62IU/L，LH 34.12IU/L；2017年1月复查性激素两项示FSH 72.60IU/L，LH 29.28IU/L。2018年1月5日妇科B超提示：子宫及卵巢偏小、双侧附件未见异常。双侧卵巢所见考虑功能衰退。查乳腺彩超提示双乳低回声肿块，BI-RADS 3类（考虑乳腺纤维腺瘤可能）。考虑双侧乳腺增生声像。

西医诊断：①卵巢早衰；②双侧乳腺结节。

中医诊断：月经后期（肾阳亏虚证）。

针灸治疗：

体针：下丘脑、垂体、脑平、中脘、气海、关元、卵巢1、三阴交、太溪。毫针针刺，按照平补平泻原则，双侧卵巢1连接电针仪，采用疏密波，强度以患者能一般忍受、不过度为原则，留针30分钟。每周针刺2次。

中药：右归丸加减。熟地黄15g，陈皮10g，茯苓15g，丹参15g，白芍15g，菟丝子15g，巴戟天15g，甘草5g，川芎15g，香附15g，鹿角霜15g。每日1剂，早晚温服，共7剂。

二诊（2018年2月5日）患者自觉畏寒、肢冷等症状较前好转，但月经仍未至，乳房胀痛，小腹隐痛，睡前时有烦躁。舌淡红，稍有瘀点，苔薄白，脉细。针刺穴位：初诊处方加印堂、足三里。操作方法同前，双侧卵巢1予温针灸，留针30分钟。每周针刺2次。

中药：初诊处方去巴戟天，加栀子15g，每日1剂，早晚温服，共7剂。

三诊（2018年2月27日）治疗三周后治疗患者乳房胀痛症状较前明显改善，烦躁缓解，无腹痛，月经未至，舌淡红，苔薄白，脉弦细。针刺取穴：初诊处方加神庭、膻中、太冲。操作方法同前，每周针刺2次。

中药：初诊处方加红花10g，桃仁10g，每日1剂，早晚温服，共7剂。

四诊（2018年3月20日）2月27日针灸后夜间护垫可见少量淡褐色分泌物，2月28日经至，血色暗红，量少，3月4日月经干净。现四肢畏寒，小腹冷痛，无乳房胀痛，舌淡暗，苔薄白，脉沉。针刺取穴：初诊处方加肓俞，去太溪。操作方法同前，关元予温针灸。每周针灸2次。

中药：初诊处方加紫河车10g，白术15g，每日1剂，早晚温服，共7剂。

二、针灸治疗思路

1. 卵巢早衰调泌针法配伍组穴：脑平、关元、卵巢1、三阴交、太溪。

2. 卵巢早衰是现当代难治病之一，中西医治疗均难以取得理想效果。而本例患者年纪尚轻，停经时间较短，虽治疗周期较长，但仍能取效。针灸治疗以补肾调经为主要治疗原则，初诊时患者肾虚症状明显，因此治疗先以补肾助阳为主，选取关元、三阴交、太溪培补肾气。关元培元固肾，三阴交为足三阴

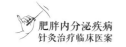

经交会穴，通调肝、脾、肾，太溪为肾经原穴，三穴相配伍，培补肾精，配合任脉之中脘、气海，补气的同时亦能理气，针对卵巢早衰的根本原因，又兼理气活血之功。下丘脑、垂体、卵巢1刺激肾-天癸-冲任-胞宫轴，达到类激素样作用。

3. 温补肾阳之后治疗应从调经入手。此病案中，患者卵巢功能衰退，长期存在月经后期、经量不足的问题，甚至已停经半年之久，在温肾的基础上更应该注重调经的问题。从西医讲，卵巢早衰的病因主要责之于卵巢功能减退，导致激素分泌不足，因此西医治疗多以补充激素为主要治疗方向，而患者服用戊酸雌二醇片治疗却一直未见成效，可见单纯使用激素治疗无法纠正患者停经这一根本问题。患者B超检查提示仍有卵泡发育，但生长缓慢，不能排出，可见仍有阳气不足，故而治疗原则应从温补肾阳逐渐向温肾调经过渡。在具体选穴方面，注意患者兼证的出现，后期治疗方案以补肾调经、理气活血为主，每月根据症状调节针刺方案，逐渐使月经复流。

4. 本病为卵巢早衰，胞宫为病位之所在。针刺卵巢1可以通过兴奋下丘脑-垂体-卵巢轴系统使性腺激素分泌增加，使LH/FSH恢复正常，从而激发促使卵泡破裂的一系列内分泌变化，引起卵泡破裂而排卵。诸穴配伍，共奏补肾、调冲任、调神之功，恢复早衰的卵巢。

三、病例回顾

本病例自初潮起即出现月经后期，期间辗转多处就诊，效果欠佳，来我处就诊时已停经半年，西药催经亦未收效。经过反复针灸、中药结合治疗后，月经未能立刻恢复至常人水平，但已逐渐从无到有，此后每周均接受针灸治疗1～2次，持续中药口服，经量呈缓慢增多趋势，仍需长期坚持治疗。

四、西医诊查要点

1. 问诊时，先询问患者的发病年龄及月经情况，若出现月经推迟甚至闭经的情况，应及时考虑本病，同时也要排除如正常妊娠、PCOS、子宫肌瘤等其他功能性及器质性病变。患者有停经史，否认性生活史，结合辅助检查亦可排除妊娠可能；此外，虽患者症状与相似，但结合辅助检查结果，不难排除PCOS可能。

2. 卵巢早衰（POI）是指女性在40岁以前卵巢功能缺失导致的临床综合征。POI的特点是高促性腺激素和低雌激素引起的月经紊乱（闭经或月经稀发）。目前病因尚不明确。诊断标准如下：年龄＜40岁；闭经时间≥6个月；有2次或2次以上FSH＞40IU/L（2次间隔1个月以上）；并伴有潮热、汗出、阴道干涩、头晕、情绪易波动、失眠及性欲减退等卵巢功能低下的临床表现。本例患者25岁，月经长期推迟，经量少，近半年来呈闭经状态，两次间隔1个月以上FSH值均＞40IU/L，妇科B超检查见双侧卵巢较小，考虑双侧卵巢功能衰退，因此可确诊为卵巢早衰。

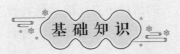

基础知识

卵巢早衰（POI）与多囊卵巢综合征（PCOS）具有一定相似之处，两者均可出现稀发排卵或无排卵的表现，临床上常需要对这两种疾病进行鉴别，而根据欧洲人类生殖与胚胎学学会与美国生殖医学学会提出的诊断标准，PCOS的诊断需要符合以下条件：①稀发排卵或无排卵；②高雄激素的临床表现和／或高雄激素血症；③卵巢多囊改变：超声提示一侧或双侧卵巢直径2～9mm的卵泡≥12个和／或卵巢体积≥10ml；④3项中符合2项并排除其他高雄激素病因，如先天性肾上腺皮质增生、库欣综合征、分泌雄激素的肿瘤。因此，通过问诊时观察患者的月经情况及伴随症状，再结合性激素6项及妇科超声的检查结果可以鉴别两种疾病。

五、中医经典阐释

1. 中医虽然没有卵巢早衰这一病名，但据其症状特点，在中医古籍中早有论及，散在于"闭经""月经过少""不孕"等篇章中。此患者自初潮起即有

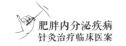
月经后期、经量少，属"月经后期"范畴。

2．任脉于腹部循行，与冲脉、督脉同起于胞中，"任主胞胎"。冲脉为"十二经之海"，通行、渗灌十二经脉气血，与肾经并行，禀先天之气，与胃经会于气街，禀后天之气，为"五脏六腑之海"。只有冲任二脉调畅，才能广聚五脏六腑之气血，下注胞宫，使其履行正常的生理功能。故而肾虚为本，加之冲任失调是卵巢早衰辨病的关键。

3．《傅青主女科·调经》曰："夫经水出诸肾，而肝为肾之子……殊不知子母关切，子病而母必有顾复之情，肝郁而肾不无缱绻之谊。肝气之或开或闭，即肾气之或去或留，相因而至，又何疑焉。"此外，心与肾上下相通，"盖胞胎居于心肾之间，且上属于心而下系于肾"，肝为肾之子，与肾精血相生，一藏一泄。肝克脾土，若心肝气机不畅，则必然影响经血生化及排泄。情志失调与卵巢早衰互为因果，虽本例患者目前未出现明显的情志症状，但长期的疾病困扰必然为患者带来巨大的精神压力，故出现乳房胀痛、经血结块等气滞血瘀之症，治疗中同样应用了肝经穴位、药物理气活血。

六、针药运用

1．在此病案中，患者自月经初潮起，即出现月经后期，至今已十余年，月经每次推迟，月经量少、色淡，夹杂少量血块；素畏寒肢冷，易感疲劳，行经时小腹隐隐作痛，喜暖喜按，经前乳房胀痛，行经时胀痛缓解，舌质淡红，舌苔薄白，边有少许齿痕，脉沉细，畏寒肢冷、脉沉细等阳虚症状明显，四诊合参，辨证为肾阳亏虚证。

2．针对因肾阳亏虚所致的月经后期，在《景岳全书·妇人规》中提及可选用右归丸："若右肾真阳不足，而经有不调者，宜右归饮、右归丸、八味地黄丸之类主之。……右归丸治元阳不足，或先天禀衰，或劳伤过度，以致命门火衰，不能生土，而为脾胃虚寒……总之，真阳不足者，必神疲气怯，或心跳不宁，或四体不收，或眼见邪祟，或阳衰无子等证，俱速宜益火之源，以培右肾之元阳，而神气自强矣。此方主之。"右归丸组成为：熟地、山药、山茱萸、枸杞子、鹿角胶、菟丝子、杜仲、当归、肉桂、制附子。针灸治疗本案选用卵巢早衰调泌针法，配伍太溪、三阴交、气海、关元等补肾益气，后根据症状变化添加疏肝穴位，肝肾同补，冲任得通，月事以时下，初来量少，仍以培元固本为主要原则巩固疗效；针灸、中药同用共奏温阳补肾、填精补血之功效。

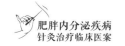
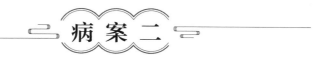

一、案例介绍

顾女士，39岁，已婚，G_1P_1。

初诊 2016年12月26日。

主诉：月经不规律2年余。

病史：患者自10年前产子后反复下腹部坠胀，疼痛及腰骶部酸痛，常在劳累、性交后及月经前后加剧。既往月经规律，2年前出现月经不调，时断时续，于当地医院行性激素水平监测及腹腔镜检查术，诊断为卵巢早衰，并经药物治疗后（具体不详）月经渐来。近半年来月经提前，月经周期为19～24日，经期持续4～6天，伴有血块、痛经，轻度经前乳房胀痛，腰酸。经期常伴随头晕、耳鸣及下腹隐痛。LMP：2016年12月5日，5天干净，PMP 2016年11月12日，有生育要求。平素纳可，眠一般，五心烦热，口干口苦，小便偏黄，大便可。舌质红，苔白腻，脉弦数。

辅助检查：2016年12月26日妇科B超提示子宫及卵巢偏小、双侧附件未见异常。根据双侧卵巢所见考虑卵巢功能衰退。

西医诊断：①卵巢早衰；②慢性盆腔炎。

中医诊断：月经前后诸证（肝肾阴虚证）。

针灸治疗：

体针：垂体、丘脑、内关、膻中、气海、关元、归来、卵巢1、血海、三阴交、太溪。毫针针刺，按照平补平泻原则，双侧卵巢1连接电针仪，采用疏密波，强度以患者能一般忍受、不过度为原则，留针30分钟。隔天针刺，直至月经来潮。

二诊 （2017年1月9日）针刺3次后月经即致，下腹部坠胀感减轻，腰酸较前好转；LMP：2017年1月2日，6天干净，量可，经色红伴血块，少许痛经，轻度经前乳房胀痛，腰酸。舌质红，苔白，脉弦细。针刺穴位为初诊处方加印堂、公孙，去膻中。操作方法同前。每周针刺2次。

中药：一贯煎加减。沙参20g，麦冬20g，当归15g，女贞子15g，墨旱莲10g，枸杞子10g，香附10g，陈皮15g，枳壳5g，炙甘草5g。每日1剂，早晚温服，共7剂。

三诊（2017年1月23日）LMP：2017年1月2日，治疗两周后下腹坠胀、腰酸症状较前改善。舌质红，苔薄黄微腻，脉弦。针刺穴位为初诊处方加复溜，去血海、太溪；操作方法同前，双侧三阴交行温和灸，留针30分钟。每周针刺2次。

中药：在二诊处方基础上加补骨脂15g，每日1剂，早晚温服，共7剂。

四诊（2017年4月12日）规律每周针灸2次，治疗2个月后下腹部坠胀感、腰酸明显好转；LMP：2017年3月31日，5天干净，量、质基本同前，无明显血块，经前乳房胀痛减轻，无腰酸。舌质红，苔白微腻，脉细。辅助检查：2017年4月12日查妇科B超提示子宫、附件未见异常，左侧卵巢成熟卵泡（18mm×17mm×20mm），积液7mm。针刺穴位为初诊处方加脑平。操作方法同前，双侧子宫予温针灸，每周针灸2次。

中药：在二诊处方基础上去香附，加白术30g，每日1剂，早晚温服，共7剂。

二、针灸治疗思路

本病案针灸治疗仍然以卵巢早衰组穴为基础。患者辨证为肝肾阴虚，结合卵巢早衰的生理、病理特点，针灸治疗应以补肝肾、调冲任为要。肾藏精气，为天癸之源，冲任之本；关元、气海为任脉穴，是元气的生发地，可培元固本益肾。冲脉为"十二经之海"，通行、渗灌十二经脉气血，与肾经并行，禀先天之气，与胃经会于气街，禀后天之气，为"五脏六腑之海"。只有冲任二脉调畅，才能广聚五脏六腑之气血，下注胞宫，使其履行正常的生理功能；公孙作为八脉交会穴之一，通冲脉，可以调节气血运行，补脾和胃、调心安神。归来为胃经穴，可引不归之气复归；三阴交为足三阴经交会穴，可健脾和胃，补益肝肾；内关可安神除烦；卵巢1为经验效穴。并配合艾灸三阴交、子宫，温补脾肾。通过3个月每周1~2次的针灸调整，很好地调控了月经周期。其机制

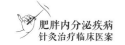
可能为针灸能调整脑-垂体-卵巢轴功能，使生殖内分泌恢复正常。此外，在治疗过程中也需要和患者积极沟通，恰当的饮食、坚持锻炼、增强体质，是中年女性保持旺盛活力并延缓卵巢功能衰退的重要途径。

三、病例回顾

本病例从青春期至育龄期月经周期、量、色、质基本正常，因首次产子后护理不当，反复出现下腹部坠胀、疼痛及腰骶部酸痛，并在劳累、性交后及月经前后加剧。自二孩政策开放后，患者一直辗转西医院激素治疗欲求怀孕，效果不佳。近半年来合并出现月经提前，量少、色鲜红。在每周约接受两次针灸及中药治疗后，月经逐渐恢复正常，卵巢功能逐渐恢复，并产生正常成熟卵泡。

四、西医诊查要点

诊断时，卵巢早衰主要与非卵巢器质性病变相鉴别。患者于外院查妇科B超提示子宫、附件未见异常，双侧卵巢所见考虑功能衰退，结合患者近年来月经不规律，且正常性生活未能正常怀孕，可诊断为卵巢早衰。对于女性月经不调者，应时常关注月经来潮第2～5天的性激素六项检查，包括垂体分泌的FSH、LH、PRL、E_2、P、T。通过检测这些激素水平，可了解女性的卵巢基础功能，并对卵巢早衰等生殖内分泌疾病进行诊断。本例患者就诊时主要表现为月经先期、色鲜红、量少，而B超提示宫腔积液、内膜厚，排除了性腺先天发育不全，结合患者年龄可排除围绝经期综合征。此外，患者反复出现下腹部疼痛伴有月经不调的表现，根据症状、体征及辅助检查可诊断为慢性盆腔炎。

卵巢早衰和慢性盆腔炎都会导致女性不孕症及月经不调，但两者发病机制、症状均有区别。卵巢早衰是由卵巢功能下降导致，临床表现为排卵功能下降，月经稀发等，腹痛等症状多随月经周期而出现，血常规检查可无异常；慢性盆腔炎则是由于感染引起的慢性炎症，多伴有腹痛、阴道异常分泌物等，疼痛和月经周期不完全相关，血常规检查可有白细胞升高等感染征象，反复发作，病情迁延不愈。通过病史、症状、辅助检查可资鉴别。

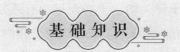

1. 基础FSH＞40IU/L、LH升高或＞40IU/L，为高促性腺激素（Gn）闭经，即卵巢功能衰竭；如发生于40岁以前，称为卵巢早衰（POF）。

2. 基础FSH和LH均＜5IU/L为低Gn闭经，提示下丘脑或垂体功能减退，可能的原因为：①下丘脑-垂体功能低下；②用GnRH-a垂体抑制性药物注射后；③妊娠期、哺乳期、雌孕激素（避孕药）治疗期间。而下丘脑或垂体功能减退需借助促性腺激素释放激素（GnRH）试验。

3. 基础FSH/LH＞2～3.6提示DOR（FSH可以在正常范围），是卵巢功能不良的早期表现。

4. 基础FSH＞12IU/L，下一周期复查，连续＞12IU/L提示DOR。

5. 检查2次基础FSH＞20IU/L，可认为是卵巢早衰隐匿期，提示1年后可能闭经。

6. 基础E_2＞165.2～293.6pmol/L（45～80pg/ml），无论年龄与FSH值如何，均提示生育力下降。基础E_2≥367pmol/L（100pg/ml）时，卵巢反应更差，即使FSH＜15IU/L，也基本无妊娠可能。基础E_2＜73.2pmol/L，提示卵巢早衰。

7. 除上述经典的性激素表现之外，AMH是近年来评价卵巢衰老的较佳的内分泌学指标，AMH水平与获卵数及卵巢反应性呈正相关，可以作为预测卵巢储备功能及促排卵过程中卵巢反应性的血清学标志物。卵巢储备功能正常者其指标应为1.0～4.0mg/L。

五、中医经典阐释

1. 本病案中患者平素五心烦热，口干口苦，小便偏黄，舌质红，舌苔白腻，脉弦数均为一派肝肾阴虚之象。月经前期，经量少、色鲜红，伴有腰酸，是因肾气虚衰；故辨证为肝肾阴虚。五脏之中肝血、肾精同源互补，疏泄封藏

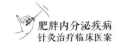
互相制约，对月经有重要影响。《傅青主女科·调经》曰："夫经水出诸肾，而肝为肾之子……殊不知子母关切，子病而母必有顾复之情，肝郁而肾不无缱绻之谊。肝气之或开或闭，即肾气之或去或留，相因而至，又何疑焉。"若肝郁、肾虚则气血失调，血海亏虚，胞宫失养，冲任气血枯涸，则致卵巢早衰的发生。清代叶天士《临证指南医案·淋带》云："女子以肝为先天。"肝主疏泄而司血海，喜条达而恶抑郁。肝调则使血注下焦胞宫，充肾精、养胞脉，促使卵巢发挥正常生理功能，保证月经正常来潮。

此外，从社会心理学角度来看，由于患者求孕心切，年岁逐渐增长，其所面临的压力也逐渐增大，而不良的情绪与卵巢功能减退引起的月经不调息息相关。《素问·评热病论》云："胞脉者，属心而络于胞中。今气上迫肺，心气不得下通，故月事不来也。"若肝郁气结，致肝失疏泄，肝藏血功能异常，人体气血运行失于调畅，从而使天癸、冲任无法行使正常生理功能，则卵巢功能衰退，出现经闭、不孕等症状。

2. 古代医家精辟地阐述了肝、脾、肾三脏在女性一生不同的生理阶段均各自发挥重要作用。肝、脾、肾三脏协同作用，共同维持女性肾-天癸-冲任-胞宫生殖轴正常发挥调节、蓄泄、滋养、推动的生理功能。若肝、脾、肾三脏功能失常，则会引起卵巢早衰。卵巢早衰的病因病机如图13-1所示。

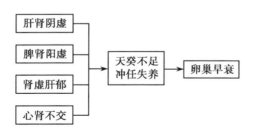

图 13-1　卵巢早衰病因病机

另外，西医学也逐渐证明了肾-天癸-冲任-胞宫轴与下丘脑-垂体-卵巢轴的相关关系。卵泡发育需要一定的物质基础，此基础与中医学之"精"同属。若卵泡发育不良、成熟延迟、卵泡闭锁等可引起月经后期、量少、闭经及不孕等，通过补足肾精，调理肝脾，可以使下丘脑-垂体-卵巢轴功能恢复正常，改善卵巢功能。

六、针药运用

1. 此病案中，患者月经不调，时断时续，伴有下腹部坠胀疼痛，劳累后明显，伴五心烦热，口干，均是肝肾阴虚之象。

2. 针刺方案以卵巢早衰调泌针法为主，兼调理三焦穴位，冲任得通，月经自然而至，二诊时配伍一贯煎加减滋补肝肾，肝肾二经恢复正常，冲任得气血灌注，经血得以正常下行；针灸、中药共用，共奏滋阴疏肝之功。

参考文献

[1] WEBBER L, DAVIES M, ANDERSON R, et al. ESHRE guideline: management of women with premature ovarian insufficiency. Hum Reprod, 2016, 31(5): 926-937.

[2] 谢幸，孔北华，段涛. 妇产科学[M]. 9版. 北京：人民卫生出版社，2018.

[3] 马宝璋. 中医妇科学[M]. 北京：中国中医药出版社，2012.

[4] 夏良君，夏有兵. 近20年针灸治疗卵巢早衰的临床研究及作用机制进展[J]. 中国针灸，2018，38（5）：565-570.

[5] 徐苓，宋亦军. 卵巢早衰的临床表现和诊断标准[J]. 实用妇产科杂志，2003（4）：195-196.

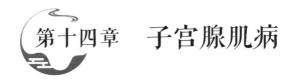

第十四章　子宫腺肌病

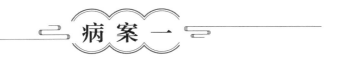

一、案例介绍

明女士，36岁，已婚，$G_2P_0A_2$。

初诊 2016年9月18日。

主诉：经期下腹部疼痛5年余。

现病史：曾于2010年及2012年行人工流产术，术后开始出现经期下腹部疼痛，经后能自行缓解。曾在不同医院就诊，先后服用多种活血化瘀止痛类中成药，效果不明显。2014年8月外院行IVF失败，至今未避孕未孕，形体稍胖。LMP：2016年8月9日，经期腹痛明显，压痛尤为显著，经血色暗沉，有血块，舌质暗红，舌胖苔腻有齿印，脉弦滑。

辅助检查：妇科检查子宫有局限性结节隆起，质硬而有压痛。妇科B超提示：子宫增大，肌层中可见不规则增强回声。

西医诊断：①痛经（子宫腺肌病）；②继发性不孕。

中医诊断：痛经（肝郁脾虚，湿瘀热结证）。

针灸治疗：

体针：脑平、印堂、人中、四关穴、中脘、水分、气海、关元、子宫、三阴交。毫针针刺，按照平补平泻原则，留针30分钟，一周2~3次。

刺络拔罐：大椎、膈俞、委中。每周1次。

精灸：肺俞、脾俞、肾俞、八髎、引气归元（中脘、下脘、气海、关元），水道、阴陵泉、丰隆、三阴交、公孙。操作方法：制作小米粒大小的艾炷（2mm×3mm），用棉签蘸取万花油标记，将艾炷对准腧穴，置于穴上，使用线香轻触艾炷，使其自燃，灸至中度（艾炷燃到2/3，灸至穴位皮肤潮红），每穴3壮，每周治疗1~2次。

二诊（2017年12月20日）经过3个月的针刺治疗，经期下腹部疼痛症状程度减轻，疼痛持续时间缩短。LMP：2017年2月12日，经期前后腹痛明显缓解，经期腹痛仍作，目前备孕中。舌质暗红，舌胖苔腻有齿印，脉弦滑。2016年12月14日妇科B超提示：内膜厚5mm，双侧卵巢未见卵泡。针灸处方同前，中脘、水分、气海、关元、子宫行温针灸。刺络拔罐：大椎、四花（膈俞与胆俞）、三焦俞。精灸同前。经前3天予埋线痛经方：引气归元、子宫、次髎、三阴交。

三诊（2017年2月8日）LMP：2017年1月25日，月经前两天稍有下腹部不适，经血色稍暗，无血块，舌红、苔稍腻，脉弦滑。针灸在前方基础上加内关，继续子宫穴温针灸治疗。刺络拔罐：大椎、膈俞、承山。精灸在二诊方基础上加心俞、涌泉。埋线方案同前；每周针灸治疗2次，随访半年未再出现明显痛经情况，现已怀孕。

二、针灸治疗思路

1. 针灸治疗首先以调经止痛为先，初诊时以疏肝健脾，祛瘀止痛为主，选穴以督脉、任脉、足太阴脾经、足厥阴肝经加妇科止痛组穴，配合刺络拔罐以祛瘀通络，精灸温经散寒止痛。

2. 脑平为肝经与督脉交会之处，位居颠顶，有理气调肝、醒神功效；印堂为督脉在前额所过之处，督脉与肝经相交，故本穴对于郁结之肝气同样具有疏导作用；人中穴居鼻唇沟中央偏上，为督脉所主，与任脉仅一口之隔。而地气通于口，天气通于鼻，人居天地之间，则人中穴乃交通天地阴阳而更借助于督阳，足以开窍醒神。太冲为肝经原穴，主"胸胁支满……终日不得太息"，配合谷为四关穴，有镇静安神、平肝息风的作用。诸穴配合体现了针刺调肝以理气解郁的治则。中脘属胃脘，有理中焦、调升降的作用；且手太阴肺经起于

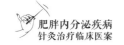
中焦，故兼有主肺气肃降的功能。气海为气之海，关元培肾固本，肾又主先天之元气，《难经·四难》曰："呼出心与肺，吸入肝与肾。"因此，此三穴有"以后天养先天"之意，有治心肺、调脾胃、补肝肾的功能。水分内应小肠下口，水谷至此分别清浊，故有通调水道、理气止痛功效。子宫穴为妇科常用经外穴，主治妇人久无子嗣、月经不调、痛经等症。三阴交为足太阴脾经穴位，为三阴经（肝、脾、肾）的交会穴，有脾经之湿热之气、肝经之水湿风气、肾经之寒冷之气，选用此穴可调补肝、脾、肾三经气血，有健脾和胃、调补肝肾、行气活血、舒经通络功效。

刺络拔罐不仅可以清理肺热，还可以清上、中焦热邪，同时令邪有出路。方中大椎位于背部极上，背为阳，本穴为阳中之阳，为督经诸穴之在横膈以上者，调益阳气之总纲，又为督脉与手太阳、手阳明、手少阳四经之会，故取大椎以活络四经督脉。膈俞为八会之血会，《类经图翼》："诸血病者皆宜灸之"，灸之以散热化血。委中为膀经之下合穴，属水，又名血郄，可通络止痛，清热泻火，凉血止血。

精灸有温经散寒、扶阳固脱、消瘀散寒的功效，加之精灸艾炷底面直径不超过2mm，燃烧的艾绒直接接触皮肤，单位面积上产生的热能远远超过其他灸类技术，故精灸有瞬时刺激强，易激发经气的特点。八髎为上髎、次髎、中髎、下髎，左右各一，共八个穴位，八髎归属于足太阳膀胱经，同足少阴肾经相表里，其中上髎为足太阳膀胱经、足少阳胆经之络；足太阳膀胱经所结聚集之处在次髎；中髎为足太阳膀胱经、足厥阴肝经、足少阳胆经三脉之会；下髎为足太阳、足太阴、足少阳和足厥阴的四脉之会，故而精灸八髎以调补肝、胆、脾、肾。同时佐以脾俞、肾俞健脾温肾，再配合肺俞通调百脉、水道通调水道、丰隆健脾化痰、阴陵泉清利湿热、公孙调冲健脾。

3. 本例患者以痛经、不孕为主，前期重点在于解决经行腹痛问题，缘于患者怀孕需求，后期中医辨证则重在调补冲任、温肾调肝健脾，针刺方以原方加温针灸（中脘、水分、气海、关元、子宫双），佐以刺络拔罐、精灸疗法，再配合埋线疗法，加强治疗效果，延长疗效持续时间。通过每周2~3次的针灸调整，很好地控制了痛经的发作，患者多年的痛经由此应手而愈，并已成功怀孕。

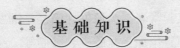

基础知识

　　精灸技术是符文彬教授在继承司徒铃针灸经验的基础上，深刻挖掘中医理论精髓，通过多年临证经验进一步提出的一种新的灸疗技术。该技术强调"艾炷小、壮数少"的原则，根据各种病证的需要，可合理控制灸量及灸度。

　　精灸对艾绒的精细度要求高，且艾炷精小，故而精灸艾炷可迅速燃烧完全，热力集中，产生的灸效更具穿透性，渗透力更强，且由于艾炷与皮肤的接触面积小，其燃烧时对皮肤产生的灼痛感较小，患者较容易耐受深度燃烧。因此，精灸具有艾绒精细、艾炷精小、取穴精确、壮数精少、时间精短等特点，还有灸量、灸度易控制，临床疗效好，便于推广等诸多优势。取其临证治疗精而效验，故称为"精灸"。

三、病例回顾

　　本病例行经下腹痛多年，期间一直辗转就医，效果不佳，每次均为行经下腹部疼痛，经后可自然缓解。在接受针灸结合中药治疗后，患者经期不适感很快缓解，此后每周针灸治疗1~2次，并结合刺络拔罐、埋线等疗法。随访半年未再出现明显痛经情况，现已怀孕。

四、西医诊查要点

　　1. 诊断时，首先要明确下腹部疼痛的类型。下腹部疼痛的主要原因有结肠疾病、膀胱炎、盆腔炎症、宫外孕破裂、痛经等。根据患者下腹部疼痛的始发时间、疼痛特征，以及月经史、手术史、孕产史等做出判断。该患者临床表现为经期下腹部疼痛，并伴随明显压痛感，经后可自行缓解，疼痛与月经周期有明显相关性，故考虑为痛经。

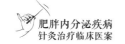
　　诊断为痛经后，要区分原发性痛经与继发性痛经。经过详细妇科临床检查未能发现盆腔器官有明显异常者，为原发性痛经。继发性痛经则指生殖器官有明显病变者，如子宫内膜异位症、盆腔炎、肿瘤等。缘该患者是于人流术后才出现经期下腹部疼痛症状，结合妇科检查及妇科B超结果，考虑为子宫腺肌病引起的继发性痛经。

　　2. 本病案应与子宫内膜异位症、宫外孕破裂、盆腔炎性疾病后遗症、其他内外科腹痛相鉴别。

　　子宫腺肌病与子宫内膜异位症虽是同源性疾病，但两者还是有区别的。子宫腺肌病是指子宫内膜腺体和间质侵入子宫肌层形成弥漫或局限性的病变，是妇科常见病。子宫内膜异位症是具有生长功能的子宫内膜组织出现在子宫腔被覆黏膜以外的其他部位，与月经周期密切相关，常见痛经、慢性盆腔炎、性交痛、月经异常及不孕，盆腔检查盆腔内有触痛性结节或子宫旁有不活动的囊性包块，腹腔镜及活组织检查即可确诊及确认临床分期。

　　宫外孕破裂多有停经史及妊娠资料可查，孕后可有一侧小腹疼痛、不规则阴道流血，发作时疼痛剧烈难忍，血hCG及B超检查有助于诊断。

　　盆腔炎性疾病后遗症者平素小腹部及腰骶部坠痛，经期加重，带下量多，伴有异味，可伴有月经量多，甚至月经期延长，妇科检查有阳性发现。

　　其他内外科腹痛如急性阑尾炎，需根据病史、症状、体征仔细鉴别。

　　3. 此外，本案患者有生育要求，曾自然怀孕2次，均行人工流产术终止妊娠，2014年行IVF失败后至今未避孕未孕，故考虑为继发性不孕。

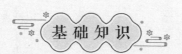
基础知识

　　子宫腺肌病是指子宫内膜向子宫肌层生长，其生长方式呈浸润性、弥漫性，致使子宫平滑肌细胞增生和繁殖。本病多在女性育龄期高发，临床上以进行性加重的痛经、经期延长、经量增多为主要表现，严重者不孕。

　　1. 子宫腺肌病发病机制

　　（1）子宫蠕动改变：子宫肌层收缩障碍，使其节律、幅度及方向发生紊乱，阻止精子向输卵管运输及受精卵的着床。

（2）子宫内膜的结构与功能异常：研究显示，与生育功能正常的妇女相比，子宫腺肌病患者增殖期子宫内膜血管生成显著增加，同时子宫腺肌病患者子宫内膜分泌的白细胞介素等炎症因子显著增多，影响了子宫内膜的功能，影响受孕。

（3）胚胎植入受影响：子宫腺肌病患者子宫内膜细胞黏附分子表达异常，影响了胚胎与子宫内膜之间的成功交互，同时子宫腺肌病患者的子宫内膜转化异常及高浓度的自由基水平影响了胚胎的植入，从而导致不孕。此外，受精卵着床后，在自由基水平异常的条件下，胚胎可能遭受持续高水平NO及活化巨噬细胞或T淋巴细胞的攻击，导致早期流产。

2. 子宫腺肌病的诊断标准

（1）临床表现：约35%的患者无任何临床症状，凡40岁以上的经产妇，出现经量增多、经期延长及逐年加剧的进行性痛经，检查时子宫呈均匀性增大或局限性结节隆起，质硬而有压痛，经期压痛尤为显著时，应首先考虑为子宫腺肌病。

（2）辅助检查：B超检查可在肌层中见到种植内膜所引起的不规则增强回声。根据典型的症状体征及B超、CT等辅助检查可做出初步诊断，确诊则需组织病理学检查。

3. 子宫腺肌病与不孕症

子宫腺肌病能从各种不同途径干扰患者的正常妊娠。其所引起的不孕，是一种多系统、多因素的疾病反应。资料显示，患子宫内膜异位症的妇女不孕症的发病率为30%～50%。西医学研究发现，子宫腺肌病可以从卵泡发育、排卵、受精、运输、着床、受精卵发育等不同途径干扰正常的妊娠过程，从而导致不孕。

五、中医经典阐释

1. 此患者病情为行经腹痛，《金匮要略方论·妇人杂病脉证并治》认为

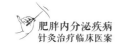
"妇人月来腹痛者，由劳伤血气，以致体虚，受风寒之气客于胞宫，损伤冲任之脉"，说明冲任损伤是痛经、不孕的主要病理特征。

2.《丹溪心法·妇人》中指出痛经实证中有郁滞、瘀血之分，并以经行作痛、经后作痛分辨虚实。因子宫腺肌病发病多与血瘀有关，加之病程日久，正气不足，气血虚弱，故本病多为本虚标实之证（图14-1）。

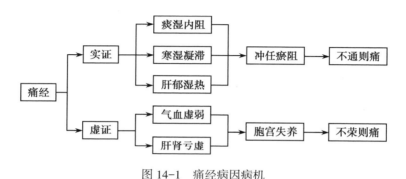

图 14-1　痛经病因病机

3. 中医学中并无子宫腺肌病这一病名，根据其临床症状及体征，当属中医"痛经""月经不调""癥瘕""不孕"范畴。而本病例经行腹痛为主要症状，归属于"痛经""不孕"范畴。从中医证候学角度来考虑，该病多为血瘀为患。本案患者多次流产，损伤冲任，冲任失调，胞宫藏泄功能失职，造成经血不能循道而成"离经之血"，蓄积宫内形成瘀血。同时，该患者素体肥胖，故而素体痰盛，痰盛郁于血脉则血行不畅，血行不畅则血郁，郁久则成瘀化热。月经期经血虽有所泻，但不循常道而行，离经之血蓄积，瘀阻冲任、胞宫胞络，经行不畅则"不通则痛"，瘀血阻滞，新血不生，气血亏虚则"不荣则痛"。瘀血日久形成癥瘕；瘀血阻滞冲任胞脉，冲任不能相资，两精不能结合而致不孕。治疗原则以调补冲任、疏肝健脾、祛痰化瘀为主。

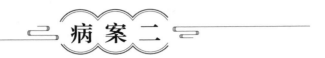

一、案例介绍

张女士，30岁，已婚。$G_1P_0A_1$。

初诊 2017年10月27日。

主诉：反复经期下腹部疼痛多年。

现病史：患者6年前意外怀孕，因当时暂无生育要求遂行人工流产术，术后无明显不适。4年前开始出现经期下腹部疼痛不适，自觉疼痛程度逐渐加重，严重时有恶心呕吐。3年前开始计划怀孕，一直未避孕未孕，今年2月在广州某医院完善检查后行长方案IVF（取卵6个，成胚5个，优胚3个），移植一枚第二天优胚，未孕。LMP：2017年10月5日，月经第1~2天腹痛明显，须服用止痛药，伴有恶心呕吐及肛门坠胀感，舌淡暗，苔黄浊，脉左沉涩，右细寸关不及。

辅助检查：妇科B超提示子宫肌层回声增粗增强，提示子宫腺肌病可能。

西医诊断：①子宫腺肌病；②继发性不孕。

中医诊断：①癥瘕（气虚夹瘀夹湿证）；②不孕症（气虚夹瘀夹湿证）。

针灸治疗：

体针：脑平、印堂、引气归元、章门、双天枢、双子宫、右太渊、右内关、左地机、左大都、右丰隆、阳陵泉、右太溪。毫针针刺，按照平补平泻原则，留针30分钟，一周2~3次。

艾灸：关元、八髎交替。每周治疗2次。

二诊（2017年11月8日）LMP：2017年11月3日，痛经程度减轻，但仍有少许血块，准备本月进行胚胎移植。舌淡暗，苔薄白，舌尖微红，脉左涩，右细关不及。针刺在初诊方基础上加双血海、双足三里，去丰隆。刺络：中冲。艾灸：神阙、涌泉。继续治疗，针刺、艾灸频次同一诊。

三诊（2018年3月30日）患者返院复查，告知目前已孕4个多月，现自觉

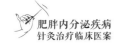

体困，纳可，腹胀，睡眠一般，舌暗红，苔腻，脉细滑，尺微沉。中医诊断为早孕（脾肾两虚，湿瘀互结证）。予香砂养胃丸善后。

二、针灸治疗思路

1. 本病案临床针刺治疗疗效理想。针灸治疗首先以调经止痛为先，初诊时以益气健脾、祛瘀化痰为主。故本病案选用针刺脑平、印堂、引气归元、章门、双天枢、双子宫、右太渊、右内关、左地机、左大都、右丰隆、右阳陵泉、左太溪，配合艾灸疗法（关元、八髎交替）。

2. 方中脑平为肝经与督脉交会之处，位居巅顶，有理气调肝、醒神功效；印堂为督脉在前额所过之处，督脉与肝经相交，故本穴对于郁结之气同样具有疏导作用。"引气归元"补益气血。章门为肝经穴位，乃脾之募穴，八会穴之脏会，取之犹开四章之门，以通痞塞之气也，统治五脏疾病。天枢为上下腹之分界，通于中焦，职司升降之功能，可调理上下所行之气，同时该穴为大肠之募穴，水湿浊气由本穴交于大肠经之气血，故针刺本穴能调和胃肠，二诊加足三里疏通腑气，血海调经统血使中焦气机上通下达，胃肠功能和调能分理水谷及糟粕，疏导一切浊滞。子宫为妇科常用经外穴，主治妇人久无子嗣、月经不调、痛经等症。

《素问·阴阳应象大论》："左右者，阴阳之道路也。"左右是阴阳升降的道路，左升为阳，右降为阴。故本案遵循经络走向（图14-2）循经针刺：脾升

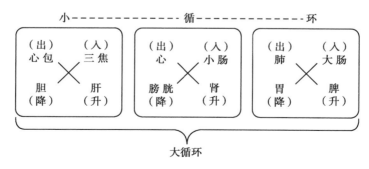

图 14-2　脏腑经络升降理论

胃降，故取左地机（脾之郄穴）、左大都（脾之荥穴）、右丰隆（胃之络穴）；肺胆降，故取右太渊（肺之原穴）、阳陵泉（胆经之合穴、八会穴之筋会、胆腑之下合穴）；心肾相交，肾水上济心火，心火温煦肾水，故取右太溪（肾之原穴）、右内关（心包之络穴，心包代心受邪）。诸穴共用以奏温脾化痰、益气活血、交通心肾之效。再配合艾灸关元、八髎，温肾益气，固经止血。

　　针刺首要目的就是调节"肝、脾、肾、心"以及相应脏腑经络功能，其内在含义为调节子宫内膜的疏泄功能，以解决"痛""瘀""虚"的问题。具体在治疗穴位的选择上，注意患者兼症的治疗，中医辨证以补肾调肝健脾为主，选内关、公孙、太溪、太渊、引气归元、双天枢、足三里、血海等穴，配合刺络放血及艾灸疗法，补泻得当。本例患者通过每周2～3次的针灸调整，顺利怀孕。

三、病例回顾

　　本病例患者因子宫腺肌病不孕多年，期间一直辗转就医，效果不佳。在针灸治疗后，月经周期逐渐正常，经行腹痛症状逐渐好转。此后每周约接受针灸治疗2次，结合放血及艾灸疗法，随访半年未再出现明显痛经情况，现已怀孕。

四、西医诊查要点

　　1. 本案患者于4年前开始出现经期下腹部疼痛不适，自觉疼痛程度逐渐加重，严重时有恶心呕吐，结合妇科B超提示子宫肌层回声增粗增强，故考虑诊断为子宫腺肌病。很多子宫腺肌病的患者通常在月经期甚至在非月经期有肛门坠胀感，为直肠压迫症状。

　　2. 本病案当与子宫肌瘤、其他内外科疾病所致的直肠压迫相鉴别。子宫肌瘤多无明显症状，仅在体检时偶然发现，常见下腹包块、白带增多、压迫症状等，可采用B超等协助诊断。其他内外科疾病，如痔疮、直肠疾病等也可导致肛门坠胀等直肠压迫症状，需根据病史、症状、体征，仔细鉴别。

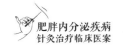
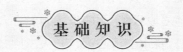

1. 病灶压迫直肠

多见于病灶位于子宫后壁或子宫后壁与直肠粘连。子宫腺肌病是由于患者的子宫内膜异位侵入到子宫肌层内生长所引起的，而这些异位生长的子宫内膜细胞也会随患者月经期周期脱落并出血，却无法像正常的月经一样由宫颈口排出，因此就沉积于患者子宫肌层内形成了具有弥漫性的腺肌病病灶。这些病灶位于患者子宫肌层内，导致患者子宫增大、变硬、子宫壁增厚，并且有可能压迫到直肠，造成患者肛门坠胀感。尤其是病灶位于子宫后壁的腺肌瘤患者，其经期前后会有明显的肛门坠胀疼痛感。

2. 病灶直接侵犯肠道

多见于肠道内异症，直肠上直接有子宫腺肌病的病灶，甚至突破直肠黏膜，造成便血、腹泻或便秘等症状，通常可伴肛门坠胀感

3. 炎症等刺激

因盆腔积液、炎症等原因刺激直肠，也可产生肛门坠胀感。

五、中医经典阐释

1. 中医学中并无子宫腺肌病这一病名，根据其临床症状及体征，当属中医"痛经""月经不调""癥瘕""不孕"范畴。而本病例以痛经、不孕为主要症状，归属于"痛经""不孕"范畴。从中医证候学角度来考虑，该病多以血瘀为患，综合患者四诊信息，可辨证为"脾虚夹瘀夹湿"。

2. 脾胃主司运化水谷及水湿。脾胃健运，水谷输布如常，气血生化旺盛。《素问·经脉别论》云："饮入于胃，游溢精气，上输于脾，脾气散精，上归于肺，通调水道，下输膀胱，水精四布，五经并行，合于四时五脏阴阳，揆度以为常也。"

《傅青主女科·种子》："脾不能受，必浸润于胞胎，日积月累，则胞胎竟

变为汪洋之水窟矣……水湿之盛，即男子甚健，阳精直达子宫，而其水势滔滔，泛滥可畏，亦遂化精成水矣，又何能成妊哉。"该患者脾失健运，水湿不化，聚湿而生痰成饮，痰饮不化，浸润于胞胎，化精成水，无以受孕。故而治疗原则以健脾益气为主，佐以祛瘀化痰。

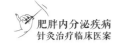
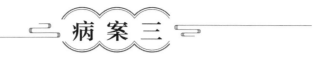

一、案例介绍

陈女士，33岁，已婚。$G_1P_1A_0$。

初诊 2018年6月1日。

主诉：月经淋漓不尽17天。

现病史：既往月经欠规律，周期23～32天，7～11天净，月经周期第1～2天常有阴道少量出血，经期下腹部疼痛不适，热敷后能缓解。PMP 2018年4月18日，9天干净。LMP：2018年5月14日，至今未净，开始2天量少，随后3天量中，伴有下腹部疼痛，刻下腹部隐痛不适，经色偏暗红，伴有血块，无恶心、呕吐，腰酸明显，平素自觉容易疲倦、乏力，胃纳欠佳，二便调，舌暗苔白，脉细软，重按无力。

辅助检查：2017年9月7日妇科B超示子宫大小58mm×48mm×60mm，子宫左后方探及黏稠性包块53mm×51mm×52mm，右卵巢31mm×21mm×35mm，内见稠液性结构22mm×18mm×26mm。子宫增大，注意子宫腺肌病可能，考虑双侧卵巢巧克力囊肿。2018年1月3日MR提示子宫腺肌病，腺肌瘤（30mm×20mm），左侧囊肿54mm×41mm，右侧囊肿40mm×29mm。2018年1月22日：AMH 0.42ng/ml。2018年2月8日：性激素检查示FSH 9.58IU/L，LH 4.00IU/L，E_2 102.0pmol/L，PRL 16.83mIU/ml，T 0.2nmol/L。2018年3月14日：癌抗原125（CA125）119.6u/ml。

既往史：2006年行腹腔镜下左侧卵巢囊肿切除术，2010年行腹腔镜下双侧卵巢囊肿切除术，2014年行试管婴儿，成功怀孕并于2015年剖宫产一男婴。

西医诊断：①异常子宫出血；②子宫腺肌病；③子宫内膜异位囊肿。

中医诊断：①崩漏（肝脾肾俱虚夹瘀证）；②癥瘕（肝脾肾俱虚夹瘀证）。

针灸治疗：

体针：脑平、印堂、承浆、中脘、下脘、气海、关元、天枢、子宫、三阴交、内关、公孙、照海。按照平补平泻原则，留针30分钟，每周2～3次。

　　火针点刺：脾俞、肾俞、次髎；每周治疗1次。

　　刺络拔罐：心俞、大椎、腰骶瘀络；每次选2～4个穴位，每周治疗1次。

　　艾箱灸：八髎、心俞；每周治疗2次。

　　中药：八珍益母丸加减。益母草30g，当归15g、白芍（酒炒）10g、川芎10g、熟地20g，党参15g、白术15g、茯苓15g、甘草5g，黄精5g，续断15g。每日1剂，连续服用7剂。

　　二诊（2018年6月8日）经过治疗，经血止，下腹部疼痛缓解，继续针刺治疗调理。针刺为初诊方加滑肉门、足三里、太冲、合谷。艾箱灸：八髎、心俞。每周针灸治疗2次。中药原方续服。

　　三诊（2018年9月7日）LMP：2018年3月8日，PMP：2018年6月25日，经过一段时间针灸治疗，患者行经下腹部疼痛不适症状明显改善，经期血量适中，未出现经前异常出血及经后淋漓不尽症状。中药原方续服，每周巩固针灸治疗1次，定期不适随诊。

二、针灸治疗思路

　　1. 本病案临床针灸治疗以补中益气、滋水涵木为主，故本病案选穴以督脉、任脉、足阳明胃经、足太阴脾经、足厥阴肝经和足少阴肾经为主。

　　2. 脑平为肝经与督脉交会之处，位居颠顶，有理气调肝、醒神功效。印堂为督脉在前额所过之处，督脉与肝经相交，故对于郁结之肝气同样具有疏导作用。承浆为足阳明任脉之会，既有任脉的冷降水液，又有胃的下行经水，故有调理任脉中焦的功效。中脘、下脘、气海、关元含"以后天养先天"之意，有益肺脾、补肝肾的功效。天枢为上下腹之分界，通于中焦，职司升降之功能，可调理上下所行之气，同时该穴为大肠之募穴，水湿浊气由本穴交于大肠经之气血，故针刺本穴能调和胃肠，疏通腑气，使中焦气机上通下达。子宫穴调经理冲，为治疗妇科病之常用穴位。三阴交为肝、脾、肾三经相交之处，用以调补肝、脾、肾三经。内关乃是手厥阴心主之络，别走手少阳，取内关以调气通阳。公孙为脾经络穴，通于冲脉，内关、公孙为八脉交会穴，两穴相配健

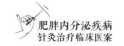

脾和胃、调和冲脉。照海为肾经、阴跷脉交会穴，可滋水涵木，解郁散结。

次髎位于腰骶部，近肾脏和胞宫，膀胱与肾相表里，具有补益下焦，强腰利湿功能，故可治疗妇科病。次髎邻近二阴，故配合脾俞、肾俞二穴（此组合称为"漏经方"）佐以火针手法，以及艾灸八髎、心俞二穴，有温脾补肾、固经止血之功。同时佐以刺络拔罐（心俞、大椎、腰骶瘀络）活血祛瘀。

全方协调气机升降，补益下焦，调理冲任、散结消癥、活血止血，共奏"塞源""澄流""复旧"之功。

3. 针刺止血后首要就是补益正气，以助内膜"复旧"，其内在含义为调节子宫内膜上皮细胞的主要功能。在治疗穴位的选择上，注意患者兼症，后期中医治疗原则以补益中气、固本复原、活血止血为主。本例患者通过每周2次针灸调整，收效满意。

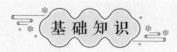

基础知识

滋水涵木法，又称滋肾养肝法、滋养肝肾法，是根据五行相生相克规律和"乙癸同源、精血同源、肝肾同治"而立的治疗法则。五行归类中，肝属木，肾属水，水能生木，通过滋养肾水而涵肝木。肝肾同司下焦，肝藏血、肾藏精，肝肾精血同源，子母相生。崩漏之证，以肾虚为本，肝旺为标，血失在先，气损随之。滋水涵木法，就是通过滋养肾阴，使肾阴足，肝体自养，肝阴足，肝气自平，肝阳得潜；通过滋肾水以治其本，潜肝阳而治其标，阴足则阳伏，阳平不灼阴，实为肝肾同治，标本兼顾之法。

三、病例回顾

本病例子宫不规则出血日久，初诊时出血淋漓17天未止，连续针灸治疗2次后不规则流血症状消失，由此坚定了患者此后每周接受2次针灸治疗的决心。治疗第2个月周期稍推后1周，经期7天干净，继续原方案治疗，至第3个月月经周期恢复正常。期间服中药调整，随访半年未再出现不规则流血情况。

四、西医诊查要点

1. 诊断时，首先要明确患者不规则出血的类型。不规则阴道出血的主要原因有子宫内膜息肉、子宫腺肌病、平滑肌瘤、恶性肿瘤和增生、凝血病、排卵功能障碍等。根据患者不规则阴道流血的时间、出血特征，以及月经史、手术史、孕产史等，结合临床体征及B超结果，做出判断。在此病案中，患者临床表现为经前少量出血、经后淋漓不尽，伴随经期下腹部疼痛，既往周期欠规律，结合其性激素、妇科B超、盆腔MR检查，可诊断为子宫腺肌病引起的异常子宫出血。

2. 本案月经不调以经量增多、经期延长症状为主，出现经前点滴出血，经血内可见内膜样物。属于育龄期，需排除器质性出血及与妊娠是否相关。同时，本病案当与卵巢恶性肿瘤、盆腔炎性包块相鉴别。卵巢恶性肿瘤以盆腔包块增大迅速、病情发展快、全身情况差、持续性腹痛腹胀为特点，检查除扪及盆腔内包块外，常发现有腹水。B超显示肿瘤包块以实性或混合性居多，形态多不规则。彩色多普勒超声显示肿瘤内部血流丰富，且多为低阻血流，CA125多伴随增高。盆腔炎性包块患者以往多有急性盆腔感染和反复感染病史，疼痛不仅限于经期，平时亦有腹部隐痛，可伴有发热，抗炎治疗有效。

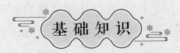

基础知识

1. 子宫腺肌病与月经失调

子宫腺肌病是指原本生长在子宫壁内层的正常组织出现在别的位置，而这些异位生长的子宫内膜将会干扰生殖器官的正常功能，导致内分泌失调，因此会引发各种月经失调的症状，如月经过多、月经延长、经前点滴出血、经后淋漓不尽等。

2. 妇科B超在子宫腺肌病中的运用

妇科B超能观察到病变的形态，并且不同的分型在B超下有其特殊的声像图，可作为子宫腺肌病的首选诊断方法，诊断的准确性达92%以上，

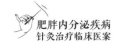

因此妇科B超是子宫腺肌病临床诊断的一项重要检，目前在临床子宫腺肌病的诊断、疗效评定、判断复发方面有不可忽视的作用。典型的子宫腺肌病B超显示子宫呈对称性或结节性增大，形态可出现球形、葫芦状或后凸的异常改变；肌层回声不均，可呈结节样改变。CDFI显示病灶部位血流信号可增强。

3. CA125在子宫腺肌病中的运用

CA125值具有重要的诊断意义。有研究显示子宫腺肌病患者血清CA125值显著升高，因而认为血清CA125值在子宫腺肌病中具有明显的辅助诊断价值，且有助于子宫腺肌病与子宫肌瘤的鉴别。然而，血清CA125水平与组织CA125表达强度并不显示明显的相关性。但CA125值可用于检测疾病的活动情况，其动态检测有助于评估疗效和预防疾病复发。

五、中医经典阐释

1.《万氏女科·调经》曰:"妇人经候不调有三，一曰脾虚，二曰冲任损伤，三曰脂痰凝塞。治病之工，不可不审"，明确指出了冲任损伤、脾虚、痰凝是崩漏的主要病机。

本病例患者曾有经、孕、产、乳，甚至多次宫腔操作史，正气未复，邪气乘虚侵袭而发病，治疗不及时，体内余邪未尽，邪正相争，正气愈虚，病情反复发作或渐进性加重，此为发病之本。正气虚损，无力行血、统摄无权，冲任失调而发崩漏。胞宫瘀滞日久而致癥瘕；瘀血留聚，脉络不通，引发经期小腹疼痛而为痛经。

脾胃为后天之本，气血生化之源，主中气而统血。脾气健运则气血充盈，是血脉正常运行的基础。该患者平素自觉容易疲倦、乏力，胃纳欠佳，为脾气虚弱的表现，脾气虚弱则血失统摄而妄行，甚则虚而下陷，冲任不固，不能制约经血，发为崩漏。同时，该患者剖宫产耗血伤阴，致使肝肾阴虚，冲任失司，令崩中漏下更甚。

2. 中医学中并无子宫腺肌病这一病名，本病例患者以不规则流血为主要症状，属于"月经不调""崩中"范畴。《诸病源候论·妇人杂病诸候》："崩中者，脏腑伤损，冲脉任脉血气俱虚故也。冲任之脉，为经脉之海，血气之行，外循经络，内荣腑脏，若无伤则腑脏平和而气调，适经下以时，若劳动过度，致腑脏俱伤，而冲任之气虚，不能约制其经血，故忽然暴下，谓之崩中。"该患者多次行妇科手术，兼素体虚弱，中气不足，故而冲任不固，血失统摄，遂致经行量多。

从中医证候学角度考虑，患者因多次宫腔操作史导致冲任损伤，瘀血阻滞胞宫冲任二脉，气血运行不畅，"不通则痛"；瘀血阻滞，新血不生，故气血亏虚，"不荣则痛"。月经期经血虽有所泻，但不循常道而行，离经之血蓄积，流注经脉、脏腑而成子宫内膜异位症，瘀阻冲任、子宫，血不归经而妄行，遂成崩漏。

治疗原则以调补冲任，补中益气，滋水涵木为主，瘀去血方止。针灸与中药结合，针灸可通补兼施，迅速止血、缓解疼痛，中药可益气扶正调经，针药结合，可迅速控制症状，缩短治疗疗程。

六、针药运用

1. 在此病案中，患者经期下腹部隐痛不适伴阴道不规则流血半月余。患者既往月经周期欠规律，且经期较长，有经期下腹部疼痛不适，经色偏暗红，伴有血块，腰酸痛，平素自觉容易疲倦、乏力，胃纳欠佳，四诊合参辨证为气血两虚夹瘀证。

2. 针对因气血两虚夹瘀所致的癥瘕、崩漏，治疗原则以调补冲任，补中益气，滋水涵木为主。在《竹林女科证治·求嗣》中提及可选用八珍益母丸；针灸选穴主要以督脉、任脉、肝经穴位为主，治疗上针灸、火针、刺络拔罐、艾灸等共用以益气健脾、行气活血、调经止痛。针药共用以补益中气、调理冲任、散结消癥、活血止血，可迅速控制症状，缩短治疗疗程。

参考文献

[1] 中华医学会妇产科学分会子宫内膜异位症协作组. 子宫内膜异位症的诊治指南[J]. 中

华妇产科杂志，2015（5）：161-169.

[2] 王小云，黄健玲. 中西医结合妇产科学[M]. 3版. 北京：科学出版社，2017.

[3] 薄智云. 腹针疗法[M]. 北京：中国中医药出版社，2010.

[4] 刘月，罗丁等. 精灸技术——灸类技术的革新[J]. 中华中医药杂，2017，32（5）：2186-2188.

[5] 刘明. 子宫腺肌症、子宫内膜异位症的中医证型与实时B超影像指标关系的探讨[J]. 中医杂志，2002，43（11）：841-842.

[6] 陈学奇，葛蓓芬. 陈木扇女科滋水涵木法治疗崩漏经验[J]. 浙江中医杂志，2014，49（7）：469-471.

[7] 刘爱霞，黄玮宏，赖传渊. 针灸联合中药治疗子宫腺肌症30例[J]. 中国针灸，2018，38（6）：655-656.

第十五章　针刺促排

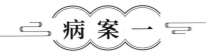

病 案 一

一、案例介绍

邓女士，33岁，已婚，G_0。

初诊 2017年12月28日。

主诉：未避孕未孕7年。

现病史：患者婚后7年，同居未避孕未孕。既往月经规律，14岁初潮，周期约28天一行，经期持续5天。近5年开始出现月经周期推迟，约45～90天一行，量少，外院行体外受精数次均失败，现为求孕来我院就诊。LMP：2017年11月22日，痛经，经量少，色暗红，夹有血块，质稠，经前乳房胀痛。平素易心烦气躁，纳可，眠差梦多。白带量中，偶有小腹坠胀感。舌质红，舌苔薄白，脉弦细。子宫内膜异位症、子宫内膜息肉切除病史，术后规律复查，未见复发。

西医诊断：①女性不孕症（排卵障碍）；②子宫内膜异位症；③手术史（息子宫内膜肉切除术）。

中医诊断：不孕症（肾阴亏虚证）。

针灸治疗：

体针：脑平、本神、中脘、下脘、气海、关元、卵巢1、内关、三阴交。毫针针刺，按照平补平泻原则，双侧卵巢1接电针，采用疏密波，强度以患者能一般忍受为原则，留针30分钟。隔日针刺1次，直至月经来潮。

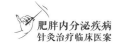
二诊（2018年1月18日）LMP：2018年1月16日，现值月经周期第3天，痛经，量少，色略暗，眠差。舌质红，苔薄白，脉细数。针刺在初诊处方加丘脑、松果，操作方法同前，隔日针刺1次。

三诊（2018年2月7日）患者诉睡眠有所好转，多梦，因求孕心切，睡前常有焦虑烦躁情绪，偶有胁肋胀痛，本月月经尚未至。舌淡红，苔薄白，脉弦细。针刺在二诊处方加太冲、合谷，去内关。操作方法同前。隔日针刺1次，直至月经来潮。

中药：左归饮合二至丸加减。熟地黄20g，白芍15g，赤芍15g，女贞子10g，墨旱莲10g，法半夏15g，砂仁10g，柴胡10g，香附10g，枸杞子5g，炙甘草5g。每日1剂，早晚温服，共7剂。

四诊（2018年2月24日）LMP：2018年2月13日，量稍增多，色略暗，5天干净，自觉痛经减轻。焦虑心情稍有缓解，2日前受凉后大便稀烂，每日2～3次，小便调。舌淡暗，苔白腻，脉弦细。针刺取穴：初诊处方加松果、天枢、阴陵泉、足三里，去下脘。针刺操作方法同前，温和灸关元、三阴交。

中药：当归15g，白芍15g，茯苓15g，泽泻10g，白术10g，桂枝5g，香附10g，薏苡仁5g，栀子5g，防风5g，荆芥5g。每日1剂，早晚温服，共7剂。

五诊（2018年3月26日）LMP：2018年3月10日，量尚可，色转鲜红。舌淡红，苔薄白，脉细。

2018年3月17日查妇科彩超提示双侧见优势卵泡（10mm×8mm，13mm×12mm），子宫内膜厚7mm，积液13mm。2018年3月24日第3次B超检测排卵提示：左侧卵巢见近优势卵泡，右侧卵巢见发育卵泡。建议患者行IVF，暂停针刺及中药治疗，温和灸关元、足三里。

二、针灸治疗思路

1. 本病案临床针灸治疗以补气益肾、滋阴固本为主，故本病案选穴以督脉、任脉、足少阴肾经和手厥阴心包经为主，加用调泌针法以调泌助孕。

2. 本病患者为求孕而来，因多年不孕，求治过程曲折，患者焦虑症状严重，继而出现烦躁、失眠多梦、痛经等，因此在治疗肾阴亏虚的基础上亦要解除患者抑郁心情，同时兼顾调和冲任。针刺取穴选用卵巢、丘脑调泌助孕；脑平、本神通督调神；松果、内关调心顺志，改善睡眠；足三里、三阴交补肾滋阴养血通经；中脘、下脘行气止痛，健脾益肾；气海、关元补肾培元。

3．临床不孕症患者常急于见到疗效，但起病非一朝一夕，治病也不可求急求快。只有在阴阳平和的基础上，孕育的过程才能健康、顺利，故而治疗总体以调节阴阳为重，促进卵泡生长，恢复月经周期。除了针灸、中药的治疗，还可反复言语宽慰患者，达到多重治疗目的，帮助患者建立对疾病的信心。

三、病案回顾

本例患者结婚已久而不能怀孕，多次行体外受精均不成功，既往又有子宫内膜异位症及子宫肌瘤病史，备孕路上障碍重重。经过针药结合的治疗方案，患者月经逐渐规律，失眠、焦虑等症状亦有明显改善，B超监测下可见右侧卵巢发育卵泡，左侧卵巢优势卵泡，可再次通过IVF及其他助孕方式尝试怀孕。

四、西医诊查要点

1．广义的不孕症包括不能妊娠、不能妊娠至足月和/或不能活产。女性原发不孕症指性成熟后从未妊娠或从未生育过；继发不孕症是指过去曾有过妊娠（包括足月妊娠、早产、流产、宫外孕、葡萄胎等）而以后出现不孕。

接诊时，结合患者多次IVF失败经历，应详细询问与不孕有关的病史，包括不孕年限、盆腹腔疼痛、白带异常，以及近期心理、情绪、进食情况；辅助检查方面主要需要了解患者是否有先天器质性病变或后天输卵管堵塞等。月经史方面，初潮年龄、月经周期、经期、经量变化、是否伴有痛经及发生的时间和严重程度都要详细询问，性生活状况、避孕方法、孕产史也不能忽略。此例患者既往已有子宫内膜异位症及子宫肌瘤病史，这两种疾病都可对宫腔形态造成影响并间接导致不孕，故而患者自然受孕难度较大，可借助生殖辅助技术增加受孕的可能，同时提高胚胎着床概率。

2．不孕症的治疗强调夫妻同治，通过男女双方全面检查找出不孕原因是

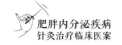
诊断不孕症的关键。此例患者反复IVF均失败，追问病史后发现男方检查无明显异常，因此治疗以女方为重点。

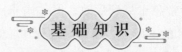

1. 体外受精-胚胎移植术（IVF-ET），是指分别将卵子与精子从人体内取出并在体外受精，发育成胚胎后，再移植回母体子宫内，以达到受孕目的的一种技术。由以下因素导致的不孕症患者均可进行IVF-ET助孕：①输卵管梗阻或缺如；②子宫内膜异位症；③免疫因素导致不孕；④男性少精、弱精症；⑤不明原因的不育症。

2. 还可通过辅助生殖技术-诱导排卵（OI）和控制性卵巢刺激（COS）来提高受孕概率。OI指对排卵障碍患者应用药物或手术方法诱发排卵，一般以诱导单卵泡或少数卵泡发育为目的。COS指以药物手段在可控范围内诱发多卵泡发育和成熟，其应用对象多有正常排卵功能。最常用的OI药物为枸橼酸氯米芬，近年来芳香化酶抑制剂的应用逐渐增多。最早期的IVF-ET在自然周期进行，获卵少，可供移植的胚胎少，成功率很低。COS技术极大地改变了这种局面，在提高IVF-ET成功率和促进辅助生殖技术的发展方面发挥了重要作用。

3. 女性不孕症的特殊检查包括基础体温测定（BBT）、B超监测卵泡发育、基础激素水平测定、输卵管通畅度检查、宫腔镜检查、腹腔镜检查等。性激素检查是绝大多数妇科疾病的必查项目，此处不再赘述。经阴道超声检查是最为推荐的检查项目，可以检测子宫大小和形态、肌层回声、子宫内膜的厚度和分型。此例患者后期正是应用了B超检测卵泡发育，才能计算适当的取卵泡时间和最佳受孕时间。宫腔镜检查及腹腔镜检查可排查女性生殖系统相关的器质性病变，亦可观察输卵管、子宫内膜等是否有粘连、积水、慢性炎症等情况，属于有创操作，可供不孕症反复治疗未见效的患者选用。

4. B超监测排卵可连续观察探视卵巢的位置、大小、有无囊性肿物的存在，发育的卵泡数量、卵泡大小等，具体的监测时间及次数主要视患者病情及卵泡发育情况而定。

第一次阴道超声监测可在月经期进行，最好是月经的第2～5天内实施，如果平素月经只有3天，最好在月经的第2天进行。这次阴道超声监测的目的主要是观察有没有上一月经周期残留的卵泡发育和对患者基础窦状卵泡、内膜情况（厚度、有无息肉等）进行一次检查。

对未使用促排卵药物的女性，一般建议在月经的第10天进行第二次阴道超声；对使用了促排卵药物的女性，在使用刺激药物后的第5～6天进行第二次阴道超声监测卵泡，评价卵巢对促排卵药物反应情况，判断是否加用尿促性素（hMG）或其他辅助用药。之后按照卵泡的生长规律继续进行阴道超声监测。一般卵泡在直径14mm以下时，每天增加1～1.5mm；从直径14mm开始卵泡生长加快，每天增加2～3mm。阴道超声监测注意查看双侧卵巢的大小、位置的变化，以及卵泡的数量、平均直径、声透、张力、发育速度和同步性等情况，以及子宫内膜形态、厚度等。

当卵泡直径≥14mm，让男方排精1次（以便排卵日同房时具有较佳精子质量），并且隔天或者每天复诊阴道超声测量卵泡大小。最后结合内膜、卵泡情况，确定同房或使用hCG时机；当卵泡直径＞18mm，内膜＞8mm时可考虑注射hCG 5 000～10 000IU，注射后36小时排卵，安排适时同房，同房次日复诊阴道超声评估有无卵泡破裂。

五、中医经典阐释

1.《妇科要旨·种子》言："妇人无子，全因经水不调。经水失调，乃由七情所伤，外感六淫致气血失调，阴阳失和。种子之法，在于调经水出于肾，肾藏精，主生殖，肾气充盛，天癸乃至，后通冲盛，凡事如期来潮。"中医学认为排卵功能障碍源于肾-天癸-冲任-胞宫轴失常，肝、脾、肾失调，虚者多责之于肾。肾阴亏虚，则肾水不能上济于五脏六腑，胞宫失于濡润，是此例患者的根本病因；多年不孕，经期欠规律，经量少、色暗红，质稠夹有血块，此

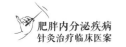
为肾阴亏虚，继而生热，扰动血室。阴虚火旺，虚火灼阴，两者互相作用，导致阳不入阴，则有虚烦不得眠、焦虑不安、烦躁等诸多症状。本案例治疗以补肾益精、滋阴养血为主，即是从调节阴阳入手，阴阳平和方能气血调和。

2. 患者既往有子宫内膜异位症、子宫内膜息肉切除病史，血脉受损，正如《医宗金鉴·调经门》云"女子不孕之故，由伤其任冲也"，可知此病病性为虚，伤及冲任二脉及胞宫血络。阴津亏损，不能舒筋，不荣则痛，则可见痛经且时有小腹坠胀。在治疗过程中，患者亦出现月经前后不定期的情况，故而得知患者病情并非一成不变，肝郁气滞对肾虚之本带来的影响不可忽视。因此，除滋补肾阴之外，本例治疗方案中配伍行气活血、调和冲任的穴位，经络通达，气血通畅，自能促进胞宫血络运行。

六、针药运用

1. 在此病案中，患者婚后多年不能怀孕。外院行体外受精数次均失败，痛经，经量少，色暗红，夹有血块，质稠，经前乳房胀痛。平素易心烦气躁，纳可，眠差梦多。白带量中，偶有小腹坠胀感；中医辨证为肾阴亏虚证兼肝郁气滞证。

2. 针对肾阴亏虚所致的不孕症，在《景岳全书》中提及可选用左归饮加减治疗。本病案中针灸治疗前期主要以疏肝解郁、调和阴阳为主，焦虑、失眠、痛经症状改善后针药共用以补益气血、滋阴固本调经，经络通达、气血通畅，则见优势卵泡发育。

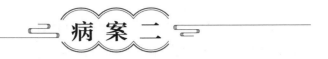

一、案例介绍

黄女士，36岁，已婚，G_0。

初诊 2018年5月12日。

主诉：未避孕未孕4年，月经推迟1年。

病史：患者初潮15岁，既往月经尚规律，26～31天一潮，近1年来月经推迟7～20天，5～6天干净，量中，经色暗红，偶尔夹杂血块，痛经，经前乳房胀痛伴有腰酸。未避孕未孕4年，2017年于广东省某医院诊断为多囊卵巢综合征，于外院多次行药物促排卵治疗，效果不佳。LMP：2018年3月10日，4天干净，量少，经色暗红，无明显血块，至今仍未至。经期易头晕心悸，乳房胀痛；平素胸闷泛恶，带下量多，质黏。刻下形体偏胖，面部痤疮，面色晦暗，精神差，情绪欠佳，纳可眠差，小便可，时有便溏。舌淡胖，苔白腻，脉滑细。

辅助检查：2017年8月10日查妇科B超提示宫腔稍高回声团块，提示子宫内膜息肉可能；双侧附件区未见明显占位病变。2017年10月9日进一步查子宫输卵管造影提示：双侧输卵管通畅；子宫腔未见异常。甲状腺功能3项未见异常。抗子宫内膜抗体、抗精子抗体均为阴性，丈夫精液常规及形态检查未见异常。

西医诊断：①女性不孕症（排卵障碍）；②多囊卵巢综合征。

中医诊断：不孕症（痰湿内阻证）。

针灸治疗：

体针：脑平、期门、肓俞、关元、卵巢1、三阴交、水泉。按照平补平泻原则，毫针针刺。双侧卵巢1连接电针仪，采用疏密波，留针30分钟。隔天针刺。肓俞、三阴交行温针灸。

中药：四物汤加味。熟地黄15g，川芎10g，丹参10g，当归10g，干姜10g，茯苓10g，白芍10g，大枣5g，桂枝5g，甘草5g。每日1剂，共7剂。

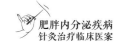
二诊（2018年5月21日）LMP：2018年3月10日，至今月经未至，近日乳房胀痛、腰酸明显，纳食不佳，舌质淡，苔白腻，脉滑。是日复查妇科彩超提示：子宫稍大，子宫肌瘤。左侧卵巢多囊改变可能。针刺取穴：肝俞、脾俞、肾俞、肾腺1、三阴交、水泉。毫针针刺，按照平补平泻原则，于双侧肾腺1连接电针仪，采用疏密波，留针30分钟。隔日针刺，直至月经来潮。

中药：在初诊处方基础上去丹参，川芎、茯苓、白芍、大枣均加量至15g，桂枝加量至10g，加艾叶10g，干姜6g，陈皮10g，每日1剂，早晚温服，共5剂。

三诊（2018年5月26日）LMP：2018年5月24日，刻下月经周期第3天，量偏少，经色暗红，少许痛经，无血块，经前乳房胀痛及腰酸明显。舌淡，苔白微腻，脉滑。辅助检查：是日查性激素6项示FSH 6.26IU/L，LH 3.27IU/L，PRL 531.5mIU/L，P 108nmol/L，E_2 127.7pmol/L，T 0.71nmol/L。FINS 80.72pmol/L，AMH 6.31ng/ml。针刺取穴：丘脑、下丘脑、膻中、中脘、气海、卵巢1、足三里、三阴交、太冲。毫针针刺，按照平补平泻原则，气海行温针灸，隔日针刺。

中药：在二诊处方基础上加墨旱莲10g，砂仁10g。每日1剂，早晚温服，共7剂。

二、针灸治疗思路

1. 针刺治疗月经失调和不孕症等，从西医学角度来看其核心应当是调节排卵。根据辨证分期按照三期五治法，重点在基础卵泡期和优势卵泡期。在治疗过程中主要以祛湿化痰、理气调经为治法。主穴方面，取肾之肓俞穴，补肾填精，充实肾气，易受精成孕。关元为任脉与足三阴经交会穴，具有补益精血之效。三阴交为足三阴经交会穴，主调肝、脾、肾三经又兼顾冲、任二脉。卵泡形成期配伍期门、阳陵泉等穴助阳气升发，疏肝理气；卵泡择优发育期配伍膻中、中脘、气海、卵巢1、卵巢2等分别调理上、中、下三焦之气，阳陵泉加上太冲疏肝调畅气机，丘脑、下丘脑调整阴阳、调节内分泌失调；黄体期配伍肾俞、太溪等穴，滋阴补肾，增加内膜厚度，促使月经来潮。

2．在临床运用针灸治疗月经紊乱，重点应着眼于卵泡发育过程的调理和干预。根据卵泡发育的阶段不同，分期治疗。月经病、不孕症从"冲任"角度论治，即"冲脉要满，任脉要通"。"满"的过程是阳气生长的过程，即"阳生阴长"，阴血才能不断积聚，所谓"阳化气"；当阴血积聚到一定程度，才能"通"，形成周期性月经来潮，所谓"阴成形"。随着经血排出，阳气随之外泄，经血逐渐减少，即"阳杀阴藏"。冲、任二脉与肾、肝、脾胃及足少阴、足厥阴、足太阴、足阳明等经脉关系密切，脏腑、气血、经络的病变和各种致病因素都可以直接或间接损伤冲任功能，引发妇科疾病。根据辨证及女性的月经周期灵活施治，方为治病要略。

三、病案回顾

本病例从青春期至育龄期月经周期、量、色、质基本正常，自结婚以来，夫妻同居，未采取避孕措施，一直未孕。抗子宫内膜抗体、抗精子抗体均为阴性，丈夫精液常规及形态检查未见异常。2017年于广东省某医院诊断为多囊卵巢综合征，因求子心切于外院多次行药物促排卵治疗，效果不佳。近1年来合并出现月经延后，量少、色暗红，就诊时患者面部痤疮，面色晦暗，精神差，情绪欠佳，纳可眠差，小便可，时有便溏。舌暗红，苔白腻，脉细弱。在每周接受2～3次针灸治疗后，月经逐渐恢复正常，情绪及纳眠情况明显改善。

四、西医诊查要点

1．本例患者婚后正常性生活4年未孕，不孕症诊断明确。结合性激素检测、子宫输卵管造影、B超排卵监测等辅助检查，主要考虑为多囊卵巢综合征所导致的排卵障碍。

2．正常排卵的过程中有三个重要环节：有成熟的卵泡是排卵能否发生的前提；成熟卵泡能迅速增大是排卵能否发生的核心；排卵柱头的形成是排卵能否发生的关键。任何影响三者之一的因素均可引起排卵障碍，从而导致不孕。

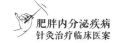

卵泡的成熟及成熟卵泡的迅速增大主要受生殖轴控制，排卵柱头的形成是球形卵泡的弹性和短时间内卵泡迅速增大的压力协同作用的结果，故正常排卵主要由下丘脑-垂体-卵巢生殖轴调控，此轴的任意一个环节出现问题都能导致排卵障碍。

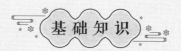

基础知识

1. 多囊卵巢综合征（PCOS）是育龄妇女最常见的排卵障性不孕原因之一，普通人群PCOS的发病率为4%～7%。其发病机制复杂，根据动物实验和对人类的研究和临床观察，提示其发病与遗传、环境等因素有关。

2. PCOS是一种全身性的内分泌代谢紊乱，表现为高雄激素和高胰岛素血症、胰岛素抵抗，临床特征为月经紊乱、偶发排卵或不排卵、多毛、痤疮，多伴有肥胖。

3. 子宫输卵管造影（hysterosalpinography，HSG）系通过子宫颈管向子宫腔内注入由高原子序数构成的高比重物质碘剂，在X线摄片下与周围组织形成明显的人工对比，使管腔显影，从而了解子宫及输卵管腔道内情况。适应证：①不孕症，丈夫经精液检查无异常，患者BBT为双相且黄体功能良好，已连续3个月经周期，仍未能受孕者；②曾有下腹部手术史如阑尾切除术、剖宫手术；曾有盆腔炎史如淋菌感染、产褥感染；③曾有慢性阑尾炎或腹膜炎史，现患子宫内膜异位症等，因不孕而诊治，怀疑有输卵管阻塞者；④观察子宫腔形态，确定有无子宫畸形及其类型，有无子宫腔粘连、子宫黏膜下肌瘤、子宫内膜息肉及异物等；⑤腹腔镜检查有输卵管腔外粘连，拟做输卵管整形手术时的术前检查，因HSG能进一步提供输卵管腔内情况；⑥多次中孕期自然流产史，怀疑有子宫颈内口闭锁不全者，于非孕时观察子宫颈内口有无松弛。禁忌证：①急性和亚急性内生殖器炎症，小骨盆腔炎症；②全流产；③对碘油过敏者；④宫内恶性肿瘤，腹膜内转移者。

五、中医经典阐释

1.《妇科玉尺·求嗣》引万全曰："男子以精为主，女子以血为主，阳精溢泻而不竭，阴血时下而不愆，阴阳交畅，精血合凝，胚胎结而生育滋矣。"《黄帝内经》有云："胞络者系于肾"，"肾主冲任"，"肾者，封藏之本，精之处也"。在肾气盛、天癸至、冲任通的条件下，女子月事以时下，男子精气溢泻，两性相合，胎元可成。因此，肾气盛是成胎的先决条件。此外，自古有"男精壮且女精调，方能有子"，故月经规律是孕育的关键因素。《不孕专辑·罗元恺》记载，妇女不孕的治疗，着重调经，古谓"经调然后子嗣也"。若有带下病者，则需先治好带下病。若经、带均正常，则应根据身体情况加以调治，并配合精神心理治疗方易奏效。

2. 病因病机方面，《校注妇人良方·求嗣门》："窃谓妇人之不孕，亦有因六淫七情之邪，有伤冲任，或宿疾淹留，传遗脏腑，或子宫虚冷，或气旺血衰，或血中伏热，又有脾胃虚损，不能营养冲任。审此，更当察其男子之形气虚实何如，有肾虚精弱，不能融育成胎者，有禀赋微弱，气血虚损者，有嗜欲无度，阴精衰惫者，各当求其源而治之。"《医宗金鉴·妇科心法要诀》："女子不孕之故，由伤其任冲也。经曰：女子二七而天癸至，任脉通，太冲脉盛，月事以时下，故能有子。若为三因之邪，伤其冲任之脉，则有月经不调、赤白带下、经漏、经崩等病生焉。或因宿血积于胞中，新血不能成孕，或因胞寒、胞热，不能摄精成孕，或因体盛痰多，脂膜壅塞胞中而不孕。皆当细审其因，按证施治，自能有子也。"不孕症排卵功能障碍病因病机如图15-1所示。

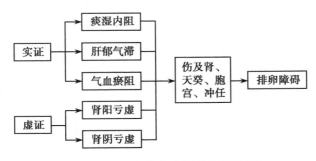

图 15-1　不孕症排卵功能障碍病因病机

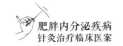
3．中医认为，排卵功能障碍源于肾–天癸–冲任–胞宫轴失常，肝、脾、肾失调，虚者多责之于肾。肾精亏虚，卵子发育成熟困难，是排卵功能障碍的根本原因；命门火衰，使排卵缺乏内在动力；肝郁则肝失疏泄，气机不畅，冲任气血瘀结，卵子排出受阻；或恶血留内，气滞血瘀，或脾失健运，痰湿内生，痰瘀互阻，胞脉不通，均可致不孕。

本病案中患者平素胸闷泛恶，带下量多，质黏，形体偏胖，纳可眠差，时有便溏，苔白腻，脉滑细，俱为一派痰湿内阻之象。经前腰酸，经量少是肾气虚衰之表现；经色暗，夹血块是有血瘀。总的来说以痰湿内阻为主，兼有肾虚血瘀。

六、针药运用

1．此病案中，患者未避孕未孕4年，近1年见月经推迟，确诊为多囊卵巢综合征，曾多次行药物促排卵治疗，但效果欠佳。患者体胖，面部痤疮，月经量少色暗，经行期间见头晕心悸，乳房胀痛，眠差便溏。

2．针对痰湿内阻的不孕症，可用四物汤加减。四物汤见于《太平惠民和剂局方》，组成为熟地、川芎、当归、白芍，本案例再配伍丹参、干姜、桂枝、茯苓、大枣、甘草。针灸选穴以健脾利湿化痰、疏肝理气调经为主，诸穴合用，共奏理气调经、行血助阳升发之功。

参考文献

[1] 罗颂平，刘雁峰．中医妇科学[M]．3版．北京：人民卫生出版社，2016．

[2] 谢长才．肥胖内分泌疾病针灸治疗[M]．北京：人民卫生出版社，2016．

[3] 黄荷凤，王波，朱依敏．不孕症发生现状及趋势分析[J]．中国实用妇科与产科杂志，2013，29（9）：688-690．

[4] 宋丰军，郑士立，马大正．针灸治疗排卵障碍性不孕症临床观察[J]．中国针灸，2008（1）：21-23．

[5] 王永来．内镜技术在女性不孕症诊治中的应用[J]．中国实用妇科与产科杂志，2003（11）：28-31．